家庭医生 医学科普 系列丛书

女性不孕

看名医

广东省医学会、《中国家庭医生》杂志社

组织编写

主　编：张建平

副主编：张小可

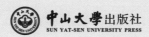

中山大学出版社
SUN YAT-SEN UNIVERSITY PRESS

·广州·

图书在版编目（CIP）数据

女性不孕看名医 / 张建平主编；张小可副主编 . —广州：中山大学出版社，2016.8
（家庭医生医学科普系列丛书）
ISBN 978-7-306-05740-2

Ⅰ. ①女… Ⅱ. ①张… ②张… Ⅲ. ① 不孕症—防治　　 Ⅳ. ① R711.6

中国版本图书馆 CIP 数据核字 （2016）第 149843 号

NVXINGBUYUN KAN MINGYI

出 版 人：	徐　劲
责任编辑：	周　玢
特邀编辑：	刘闽军
封面摄影：	肖艳辉
封面设计：	陈　媛
装帧设计：	陈　婷、陈　媛
责任校对：	王　琦
出版发行：	中山大学出版社
电　　话：	编辑部 020 - 84110283，84111996，84111997，84113349
	发行部 020 - 84111998，84111981，84111160
地　　址：	广州市新港西路 135 号
邮　　编：	510275　　传真：020 - 84036565
网　　址：	http://www.zsup.com.cn　　E-mail: zdcbs@mail.sysu.edu.cn
印 刷 者：	佛山市浩文彩色印刷有限公司
规　　格：	170mm×210mm　1/24　7.5 印张　150 千字
版次印次：	2016 年 9 月第 1 版　　2016 年 9 月第 1 次印刷
印　　数：	1~3500 册　　　　定　价：28.00 元

家庭医生医学科普系列丛书编委会

主任：

姚志彬

编委（按姓氏笔画排序）：

马　骏	王省良	王深明	邓伟民	田军章	兰　平	朱　宏
朱家勇	伍　卫	庄　建	刘　坚	刘世明	苏焕群	李文源
李国营	吴书林	何建行	余艳红	邹　旭	汪建平	沈慧勇
宋儒亮	张国君	陈　德	陈规划	陈旻湖	陈荣昌	陈敏生
罗乐宣	金大地	郑衍平	赵　斌	侯金林	夏慧敏	黄　力
曹　杰	梁长虹	曾其毅	曾益新	谢灿茂	管向东	

序

姚志彬 │ 广东省政协副主席
　　　　 广东省医学会会长

健康是人生的最根本大事。

没有健康就没有小康,健康中国,已经成为国家战略。

2015 年李克强总理的政府工作报告和党的十八届五中全会都对健康中国建设进行了部署和强调。

随着近年工业化、城镇化和人口老龄化进程加快,健康成为人们最关注的问题之一,而慢性病成为人民健康的头号"公敌",越来越多的人受其困扰。

国家卫生和计划生育委员会披露:目前中国已确诊的慢性病患者近 3 亿人。这就意味着,在拥有超过 13 亿人口的中国,几乎家家有慢性病患者。如此庞大的群体,如此难题,是医疗机构不能承受之重。

慢性病,一般起病隐匿,积累成疾,一旦罹患,病情迁延不愈。应对慢性病,除求医问药外,更需要患者从日常膳食、运动方式入手,坚持规范治疗、自我监测、身心调理。这在客观上需要患者及其家属、需要全社会更多地了解慢性病,掌握相关知识,树立科学态度,配合医生治疗,自救与他救相结合。

然而,真实的情况并不乐观。2013 年中国居民健康素养调查结果显示,我国居民的健康素养总体水平远低于发达国家,尤其缺乏慢性病的防治知识。因此,加强慢性病防治知识的普及工作,刻不容缓。

与此同时,随着互联网、微信、微博等传播方式的增加,健康舆论市场沸沸扬扬、泥沙俱下,充斥着大量似是而非的医学信息,伪科普、伪养生大行其道。人们亟待权威的声音,拨乱反正,澄讹传之误,解健康之惑,祛疾患之忧。

因此,《中国家庭医生》医学科普系列丛书应时而出。

该丛书由广东省医学会与《中国家庭医生》杂志社组织编写。内容涵盖人们普遍关注的诸多慢性病病种,一病一册,图文并茂,通俗易懂,有的放矢,未病先防,已病防变,愈后防复发。

本系列丛书,每一册的主编皆为岭南名医,都是在其各自领域临床一线专研精深、经验丰富的知名教授。他们中,有中华医学会专科分会主任委员,有国家重点学科学术带头人,有中央保健专家。名医讲病,倾其多年经验,诊治心要尤为难得,读其书如同延请名医得其指点。名医一号难求,该丛书的编写,补此缺憾,以惠及更多病患。

广东省医学会汇集了一大批知名专家教授。《中国家庭医生》杂志社在医学科普领域成就斐然,月发行量连续30年过百万册,在全国健康类媒体中首屈一指,获得包括国家期刊奖、新中国60年有影响力的期刊奖、中国出版政府奖等众多国家级大奖。

名医名刊联手,致力于大众健康事业,幸甚!

2016年4月

前　言

张建平 | 中山大学孙逸仙纪念医院妇产科主任、教授
中华妇产科学会妊娠期高血压疾病学组副组长
广东省健康管理学会妇产科分会副主任委员

　　"张教授，我要个孩子怎么就那么难呢？"在我的门诊常常听到初诊患者一进诊室就发出这种夹杂伤心无奈的倾诉。

　　我能感受到，发出这声感叹的每个女性内心那种强烈的母性的渴望与期盼，她们来自全国各地，或年轻或已不再年轻。我和我的团队唯有更努力地去帮助她们。我们一遍遍地向每位就诊的患者详细询问、讲解、制订方案……

　　当广东省医学会和《中国家庭医生》杂志社邀约我写一本关于女性不孕不育话题的科普书的时候，我欣然答应了。尽管临床、科研及继续教育授课等工作已经让我日程满满，但是关于科普的重要性，我认为它不亚于临床，尤其在不孕不育的诊疗方面，这是一个复杂的临床排查过程，患者需要良好的医学素养方能更好地高效率地配合医生的诊疗方案。

　　理论上，每个女性在绝经前都有怀孕的可能，然而为何有那么多不孕不育的患者呢？

　　上天造人并不是公平的。例如有些女性在出生时便伴有生殖器官畸形，影响了她们的孕育能力，甚至剥夺了她们做母亲的权利。也有一些不孕不育是由环境、生活方式等其他多种因素造成的，例如生殖道的感染、内分泌失

调、长期暴露于高危环境等等。

在几十年的临床工作中，我深切感受到，不孕不育很多时候是可以预防的，很多的悲剧本可以避免。

在这本关于女性不孕不育的科普书里，我们就孕育的基础知识、不孕不育的相关检查治疗，包括辅助生殖的相关知识，向读者用尽量通俗易懂的语言和简单明了的图画进行讲述，以期帮助广大读者了解不孕不育的大致诊疗流程，也告诉广大女性如何避免那些可能导致不孕不育的相关因素。

所幸，医学的发展帮助很多女性朋友满足了她们梦寐以求的生孩子的愿望。每每有患者抱着孩子来向我们道谢的时候，又或者这些远方的朋友发来报喜的短信，或在微信朋友圈致谢并分享新生命带来的喜悦的时候，便是我们为医者最开心的时刻，同时也让我们有了更强烈的使命感，一路激励着我们努力、努力、再努力！

是啊，原本，生命的孕育，从来都不是件容易的事情，无论是在茹毛饮血的远古年代还是在物质丰富的今日，永远都伴随着相应时代的种种困扰。也因此，总有部分女性朋友会发出开篇那句感慨，尤其受到中国传统文化"不孝有三，无后为大"的影响，这些女性往往承受了来自各方的压力，她们彷徨、焦虑、伤心……

谨以此书献给你们，孕育路上，我们医生同行护航，唯愿早日圆您的母亲梦！

感谢所有为此书付出努力的伙伴们！

2016年8月

目录 CONTENTS

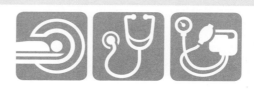

目录 CONTENTS

目录 CONTENTS

目录 CONTENTS

生活篇 这样备孕才科学

名医访谈

妇产科的男专家

采访:《中国家庭医生》杂志社

受访:张建平(中山大学孙逸仙纪念医院产科主任、学术带头人、教授、主任医师、博士研究生导师;中华妇产科学会产科学组成员、中华妇产科学会妊娠期高血压疾病学组副组长、广东省健康管理学会妇产科分会副主任委员)

"看习惯性流产,找张建平!"这几乎是同行和患者的一致推荐。这位妇产科的男专家名声在外,也因此,慕名而来的全国各地的患者几乎让他的门诊无法正常下班。他不忍拒绝那些远道而来求医的患者的加号请求,所以上午的门诊通常是过了午饭时间才能结束。

从不甘心到全身心投入

这位在业内已经做到顶级的专家其实最初学医的志向并不在妇产科领域。

"做医生一直是我的理想,但最开始万万没想到自己会成为妇产科医生。我 1978 年高考,1983 年毕业,高分留校,一切顺利。没想到当年的领导说,妇产科缺男医生,就把我留在了妇产科。大男人做妇产科医生,说心里话是不乐意的,当时也不是没想过考别的科室的研究生,但是领导说就算我考研也只能考妇产科,所以就这样在产科做下来了,"张建平教授笑着说,"如果当时不是领导逼着,我或许还没现在这么大的发展。"

1998 年,张建平参加林其德教授组织的全国第一届生殖免疫学习班,找到了自己为之全身心投入研究的领域——习惯性流产。多年以来这都是个疑难病,在当时的医疗水平下这可是难治之症,生殖免疫学的发展让张建平看到了治疗习惯性流产、解除患者痛苦的新方向,也为自己的事业发展找到了新目标。

时至今日,在生殖免疫学这条路上,张建平教授已硕果累累:他得到了广泛的患者认可和同行赞誉,不少人都竖起大拇指,赞他是"第一"。

2016 年初,张教授执笔拟定了全国复发性流产治疗的专家共识,自 2003 年起,张教授所在科室连续十几年承办国家继续教育项目——女性生殖免疫学习班。

就这样,从一个不甘心做妇产科的青年医生成长为一名妇产科领域顶级专家,这其中付出的艰辛与汗水只有张教授自己了解,外人看到的只是光鲜的成就。

治不孕不育的专家呼吁"科学避孕"

"其实,不孕不育的诊治是特别复杂的临床排查过程,一时半会儿很难将其讲清楚,这也是我们要出这本科普书籍的初衷,希望大家有一个科学的认识,才能更高效地配合医生进行诊治。在这里我最想谈的反而不是不孕不育的治疗,而是重点呼吁女性朋友重视科学避孕,尤其是年轻女孩们。"这位治疗不孕不育的专家话锋一转,反而说起了"避孕"这个话题。

张建平教授说:"每个女性从有性生活开始就应该有科学的避孕知识,然而由于种种因素,科学避孕的宣传不到位,反倒是各种小诊所的'人流'广告满天飞,误导了很多年轻女孩。"

张教授告诉记者,每到暑假过后一个月,医院都会出现"人流"高峰,这些做"人流"的女性中,20岁以下的占了一成以上,有些人还直接穿着校服来。而随着来医院做"人流"手术的学生的不断增加,8月已被戏称为"学生人流月"。据统计,我国近年"人流"手术者总数达到了900万,未婚少女占了总数的50%,而且趋向年轻化。"无论是过早'人流'还是多次'人流',都会增加流产的风险,从而形成习惯性流产",张建平教授指出。

女性一次"人流"会让流产率增加5%,多次流产会给女性的内分泌系统和生殖机能带来极大的伤害。"因为'人流'常常损伤子宫内膜的基底层组织,子宫内膜会越来越薄,这将影响胎盘种植,使胎盘的血液循环出现障碍,从而更容易造成流产",张建平教授分析说。

此外,不少女性在性爱过程中未采取避孕措施,往往喜欢事后才服用紧急避孕药。张建平教授指出,紧急避孕是一种应急措施而非常规避孕手段,长期服用紧急避孕药会加大流产的可能。

紧急避孕药之所以能应急,正因为它和普通避孕药相比,剂量明显加大,一次紧急避孕的药量一般等于8天常规避孕药的药量。紧急避孕药的副作用也非常大,一般会导致女性子宫内膜的生理周期发生变化,因此会出现月经紊乱和不规律出血。长期服用会使子宫出现内膜变薄、分泌紊乱等现象,子宫还会萎缩退化,这样受精卵就不容易着床,从而造成习惯性流产或不孕。对此,张建平教授建议,使用紧急避孕药一年内应该少于3次,一个月应少于2次。

"总之,今天把'人流'和紧急避孕药不当一回事的年轻女孩,很有可能就是明天不孕不育的患者。这是医生最不愿意看到的。"

"上医治未病。我在临床这么多年,真心地呼吁年轻女孩要重视科学避孕,做好科学的避孕措施定能让日后不孕不育的门诊病人减少至少一半! 这才是我们医生真正希望看到的。"

此言,医者仁心也。

自测题

1. 目前认为,有正常性生活、未经避孕而( )未妊娠称为不孕症。

A 3个月

B 6个月

C 1年

2. 通过阴道B超检查了解卵巢储备功能常常选择在月经周期( )进行检查。

A 第2~3天

B 第7~8天

C 第10~11天

3. 卵细胞是由( )产生。

A 卵巢

B 输卵管

C 子宫

4. 引起输卵管阻塞的主要原因是( )。

A 先天结构缺陷

B 感染

C 肥胖

5. 在我国,做试管婴儿一般一次会选( )胚胎送入宫腔着床。

A 1个

B 2~3个

C 3~4个

6. 男女双方都找不到具体原因的不孕不育,一般要求做( )以上人工授精,不成功者再考虑试管婴儿。

A　1次

B　3次

C　5次

7. 理想的备孕体重指数(BMI)是( )。

A　16~20

B　20~23

C　23~26

8. 孕前及孕早期补充( )可预防胎儿神经管缺陷。

A　钙剂

B　锌剂

C　叶酸

9. 女性基础体温测试通常选择的时间是( )。

A 每天早上醒来

B 每天中午

C 每晚睡前

10. 子宫输卵管造影术后至少间隔( )才能试孕。

A　1个月

B　3个月

C　6个月

参考答案:

1.C　2.A　3.A　4.B　5.B

6.B　7.B　8.C　9.A　10.B

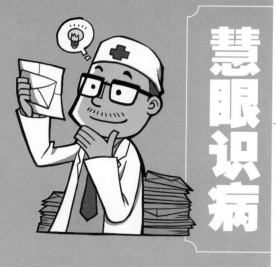

慧眼识病

基础篇

PART 1 ▶
与怀孕有关的身体结构

　　有正常性生活、未经避孕而 1 年未妊娠称为不孕症。未避孕而从未妊娠称为原发性不孕，曾经有过妊娠而后未避孕 1 年不孕称为继发性不孕。不孕症在我国的发病率为 7%~10%，并呈逐年上升的趋势。

　　在我国，不孕和不育虽然经常一起说，但二者其实是不同的。不孕如前文定义，强调不能怀孕；而不育强调的是能怀孕，但由于种种原因，比如自然流产等，不能成功生育孩子。因反复流产和异位妊娠而未获得活婴，目前也属于不孕不育的范围。

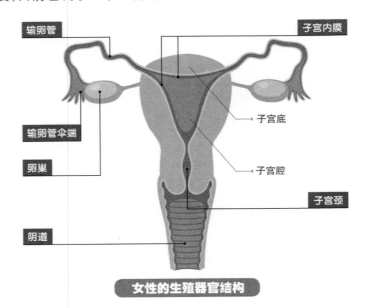

输卵管　　　　　　　子宫内膜

输卵管伞端

卵巢

子宫底

子宫腔

子宫颈

阴道

女性的生殖器官结构

女性的生殖系统

卵巢、输卵管和子宫是与女性妊娠密切相关的器官。由卵巢提供原材料——卵子,输卵管提供相会的路径,子宫则提供胎儿扎根孕育成长所需的土壤。

具体而言就是,卵巢将成熟的卵子排出,卵子进入输卵管,与精子相遇后完成受精、形成受精卵,受精卵会朝着子宫的方向游动,然后在子宫内膜着床,最终受孕,然后胎儿就在子宫里发育成长。

男性的生殖系统

男性的生殖器官主要分为内生殖器(包括生殖腺如睾丸、排精管道、附属腺体等)和外生殖器(包括阴囊、阴茎等),其中睾丸制造并储存精子。

通常,男性有一对睾丸,包裹于阴囊之内。进入青春期,睾丸就能制造精子了,在睾丸内产生的精子在附睾内经过大约10天的成长后获得受精的能力,成长为成熟的精子,存储在附睾里。当收到射精的命令后,便与前列腺分泌液一起,通过输精管、尿道形成精液排出体外,这就是射精,是正常受孕环节中很重要的一步。

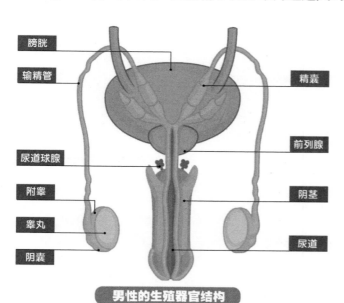

膀胱
输精管
精囊
尿道球腺
前列腺
附睾
睾丸
阴茎
阴囊
尿道

男性的生殖器官结构

与怀孕有关的身体结构

"造人"是怎样的一个过程

"造人"是一项伟大而复杂的工程，涉及很多环节，任何一个环节出问题都可能导致不孕不育的发生。

❶ 排出的卵子进入输卵管

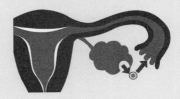

❷ 通过性生活，精子进入子宫

❸ 精子游向输卵管

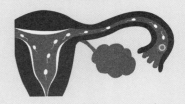

❹ 受精

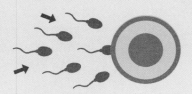

❺ 受精卵不断进行细胞分裂，进入子宫

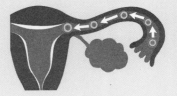

❻ 受精卵在子宫内膜着床

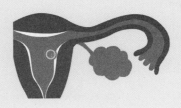

　　女性朋友口中的"大姨妈"是对月经的亲切称呼。

　　女性生殖具有周期性,其最重要的特征是卵巢周期性排卵和支持生殖的激素呈周期性变化。而控制其周期性变化的是一套精密的指挥系统,医学上称为下丘脑－垂体－卵巢轴(HPOA)的内分泌调节轴。其中下丘脑相当于司令部,通过垂体、卵巢下达命令,维持女性正常的生理周期变化,这个轴的任何一个环节出现问题,都可能导致月经出现状况。

　　月经是指伴随卵巢周期性排卵,卵巢分泌雌激素、孕激素的周期性变化引起子宫内膜周期性脱落及出血,是生殖功能成熟的标志之一。

　　月经第一次来潮称月经初潮。两次月经第1天的间隔时间称为一个月经周期,一般是21~35天为一个周期。月经持续的时间称为"经期",一般2~7天。每次月经失血量为30~80毫升,超过80毫升即为月经过多。

　　月经血是动、静脉血混合,还夹杂有子宫内膜组织的碎片、宫颈黏液、脱落的阴道上皮细胞、前列腺素,以及来自子宫内膜的大量纤维蛋白溶解酶。正是由于其中的纤维蛋白溶解酶对纤维蛋白的溶解作用,月经血是不凝固的。前列腺素有促进子宫平滑肌收缩而使子宫"排空"的作用,但有时会引发痛经。

月经周期和 排卵过程

月经周期不同阶段子宫内膜的相应变化：

1. 卵泡期。子宫内膜发生增生期变化。
2. 黄体期。子宫内膜转变为分泌期。
3. 月经期。子宫内膜坏死、剥脱、出血。

月经期

原始卵泡

❶ 原始卵泡开始生长

在卵巢内的原始卵泡中，有几十个开始为排卵而生长。

卵泡成熟期

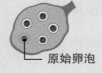

❷ 卵泡开始成熟

开始成长的卵泡只有1个会成熟，其他的会消失，这个时候子宫内膜开始一点点变厚。

❸ 主卵泡长到直径约20毫米就成熟了

长大的卵泡称为主卵泡，月经期2周后成熟了，会一直成长到直径20毫米左右。

排卵期

❹ 排卵

主卵泡破坏卵巢表面的同时，卵泡中的卵子会和卵泡液一起流进腹腔内，称为排卵。

黄体期

❺ 卵泡成为黄体

卵子排出后的卵泡会变成一种叫作黄体的组织。随之子宫内膜变厚、变软，为受孕做准备。

PART 3 ▶
给女性算一笔"卵子账"

"卵子苦苦等待,在确认等不到约会的精子后,极度郁闷,含泪吐血,这就形成了女性的月经。"

——一位有才的妇产科医生形象地说

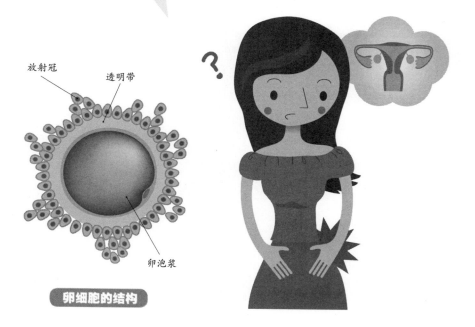

放射冠

透明带

卵泡浆

卵细胞的结构

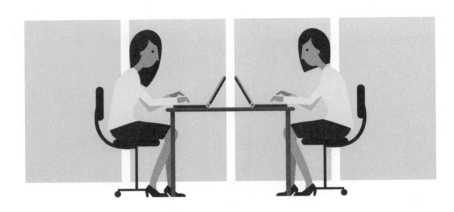

　　"蹉跎"一词意为虚度光阴。明代文嘉的《明日歌》有言"我生待明日，万事成蹉跎"，至今是激励职场女性的箴言。"我正努力准备论文，尽快晋升职称！""我在全力以赴做一个大项目，完成后可能被提升为华南地区总管。"……没有蹉跎职场岁月的女性们，你们可曾意识到：在马不停蹄工作的时候，你们已无形中辜负了体内最珍贵的卵子！

一生 400~500 次排卵的机会

　　卵子，人体最大的细胞，有着丰腴的体形。估计基于它的体形，因此受精的时候都是它作矜持状在等待，等待体形轻便的精子先生游到约会地点——输卵管的开阔地带，与它"幽会"。

　　卵子由女性卵巢产生，被包裹于医学上称为"卵泡"的东西里。青春期后，卵泡的发育过程依赖于女性体内一种叫促性腺激素的刺激。性成熟期，女性每月发育一批卵泡，其中一般只有 1 个优势的卵泡可以完全成熟并排出卵子，其余的则自行退化。

　　女性的一生，一般只有 400~500 个卵泡发育成熟并排卵。这个数字听起来似乎很大，对吧？毕竟，我们生育一胎只需要 1 个卵子。即便全面二胎政策实施，也只需要 2 个卵子"中标"即可。可是，若再算一笔细账，你的感受就不同了。

特等供应 80 个左右

毋庸置疑，年龄是影响生育能力的重要因素之一，并且与种族无关。综合身心各方面因素，妇产科领域的专家认为，女性最佳生育年龄是 25~30 岁，也就是说，黄金生育时期大概是六七年，算起来，在黄金期的排卵大约就是 80 个左右，即真正高质量特等供应的卵子大约 80 个。

专家告诫女性，一旦超过 37 岁，生育能力就会显著降低。建议女性 30 岁前生第一胎，这样万一出现问题，还有时间和办法补救。

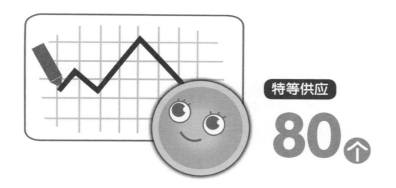

特等供应
80个

成熟卵子寿命不超过 1 天

每月抢先的那个优势卵泡，释放出成熟的卵子。卵子从卵巢排出后约 10 分钟进入输卵管，暂且停留在壶腹部，娇羞的卵子小姐知道，此处是"幽会圣地"，倘若遇到精子即在此受精。然而，即便待在"圣地"，依然改变不了卵子小姐不长寿的宿命。一个卵子排出后存活不超过 24 小时，也就是 1 天以内，等待着与精子相遇、结合。研究发现，性交后可受精的平均时间为 12~24 小时。若卵子排出后，由于种种原因不能与精子相遇形成受精卵，便在 24 小时后自然死亡。失去这次受精的机会，就要等到 1 个月后——另一个卵子成熟并被排出，重复同样的"约会"等待。

通常，女性的左右两侧卵巢是轮流排卵，少数情况下能同时排出2个或2个以上的卵子。如果分别与精子相结合，就出现了双卵双胞胎和多卵多胞胎。

那么，我们用最通俗的算法，卵子能够在最佳时段完成伟大使命的时间，一生总共就160天。

实现的前提还得是夫妇双方没有这个出差、那个应酬，并且双方的身体状态都是非常好的，男方能提供合格的精子来"约会"。还有一点，同房时还没有使用任何避孕套、避孕药等。

每个卵子都有林妹妹的秉性

卵子，某种意义上和林黛玉一样，有极度容易受伤的秉性。除了随着年龄增长，卵子会持续老化、衰竭，环境中的一些不良因素以及一些不良生活习惯，也可能会使它们受伤。如反复接触恶劣物理化学刺激(如电离辐射、抽烟、酗酒、某些药物等)，女性生育能力会急剧下降乃至完全消失。

如今全民担忧的环境问题多发，不健康的生活方式处处蔓延，试问：自己还有多少卵子能保持最佳状态？

因此，如今女性更要谨记："明日复明日，明日未必多，生娃待明日，恐已成蹉跎！"珍惜当下，莫负卵子！

PART 4 ▶
精子，奋斗的"小蝌蚪"

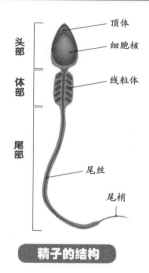

头部 体部 尾部

顶体
细胞核
线粒体
尾丝
尾梢

精子的结构

精子，像一只只小蝌蚪，分为头、体、尾三部分。其中，头部参与受精，细胞核在头部，含有人类一半的遗传物质；尾部通过摆动使精子有活动能力。

精液为灰白色液体，由精子和精浆构成。精子是精液中最重要的有形成分，占精液总量的 5%~10%，携带来自父方的遗传基因。精浆包含蛋白质和各种酶，占精液总量的 90% 以上，是输送精子的介质，为精子提供营养和生存环境。

世界卫生组织（WHO）规定，夫妇未采用任何避孕措施同居生活 1 年以上，由于男方因素造成女方不孕，称为男性不育症。精液检查是评估男性生育力的最重要依据。精液检查有很多种项目，包括精液常规分析、精子形态学染色分析、精子顶体反应分析、精子核 DNA 碎片分析、抗精子抗体（AsAb）检测、精浆生化分析、精液感染性指标分析等。

最常见的就是精液常规分析。除此以外，还有精子形态学检查、精子顶体反应、精子核 DNA 碎片分析等。出于经济上的考虑，这些精液检查项目通常不会一开始就全做。那么，男性不育患者应该如何选择精液检查项目？怎样一步一步地进行精液检查呢？

11

精液常规分析

精液常规分析主要包括精液量、精液液化时间、精液 pH 值、精子浓度、精子活动力（前向运动精子或 a+b 级精子的百分比）等。作为男性最基本的生育能力指标，适用于每一个的男性不育患者。

精子形态学染色分析

精子形态学染色分析是对精子进行特殊染色后观察精子的形态，结果常描述为正常形态精子所占的比例、畸形精子所占的比例，在一定程度上反映了精子使卵细胞受精、精卵结合形成受精卵的能力。作为男性最基本的生育能力指标，适用于每一个男性不育患者。

正常精液的指标	
容量	大于或等于2毫升
酸碱度	pH 7.2~8.0
浓度	每毫升至少2000万个精子（20×10^6）
精子总数	每毫升至少4000万个精子（40×10^6）
活动力	射精后1小时内，至少有50%的精子呈直线前进的活动力（a+b≥50%或a≥25%）
形态	至少有多于14%为正常
生命力	至少有75%为活的精子
白细胞	每毫升精液中少于100万个白细胞（1×10^6个）
液化时间	正常精液射出后，在精囊凝固酶的作用下变为胶冻状，经15~30分钟在前列腺液化酶的作用下变为液体。

注：表中字母代表精子活动分类。其中，a代表快速前进，b代表缓慢前进

精子顶体反应分析

精子顶体反应分析主要包括精子顶体完整率和精子顶体酶活性

分析，在一定程度上反映了精子使卵细胞受精的能力。适用于不明原因的不育患者、准备做人工授精或试管婴儿的不育患者。

精子核 DNA 碎片分析

精子核 DNA 碎片分析是分析精子核内有 DNA 碎片的精子所占的比例。精子核 DNA 碎片率过高，说明精子核内有 DNA 碎片的精子所占的比例过多，可能会影响精卵结合、胚胎质量等。适用于女方有不明原因流产和胚胎停育的不育患者、准备做试管婴儿治疗的不育患者。

抗精子抗体(AsAb)检测

抗精子抗体(AsAb)检测主要的检查方法是精液混合抗球蛋白试验(MAR 试验)。适用于精子活力差、精子凝集较多或不明原因的不育患者。

精浆生化分析

精浆生化分析主要包括中性 α - 糖苷酶和果糖，分别反映附睾和精囊的分泌功能及其通畅情况，适用于怀疑有输精管道梗阻的无精子症或重度少精子症患者。

精液感染性指标分析

精液感染性指标分析主要包括精液白细胞过氧化物酶染色分析和精浆弹性蛋白酶检测，反映了精液中有无感染和炎症。适用于精液常规分析显示圆细胞比例过高、怀疑有生殖腺体感染的不育患者。

PART 5 ▶
不孕不育的主要原因

　　不孕不育的原因很复杂,有时是女方的因素,有时是男方的因素,有时是男女双方的因素。具体病因的确诊需要按部就班到专科进行相应的检查。以下通过图示,列出不孕不育的主要原因。

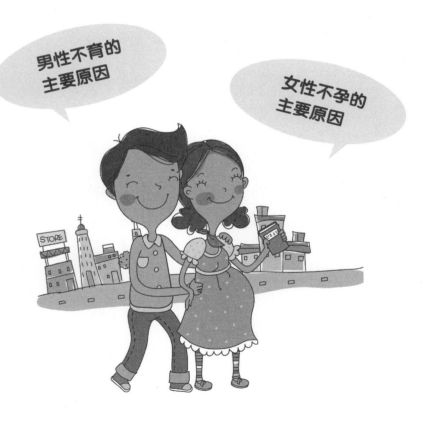

男性不育的
主要原因

女性不孕的
主要原因

女性不孕的主要原因

1. **排卵问题**。多囊卵巢综合征、促性腺激素分泌异常、高催乳素血症、卵巢功能衰弱、卵泡黄素化。

2. **子宫问题**。子宫肌瘤、子宫腺肌症、子宫内膜异位症、子宫畸形、子宫内膜粘连、子宫内膜增生、子宫内膜薄、子宫癌。

3. **输卵管问题**。输卵管堵塞、输卵管狭窄、输卵管炎、输卵管积水等。

4. **生殖免疫问题**。

5. **其他问题**。

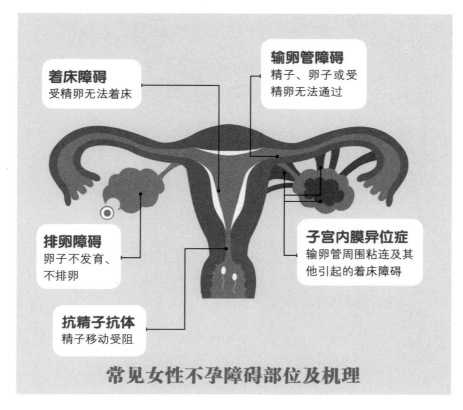

着床障碍
受精卵无法着床

输卵管障碍
精子、卵子或受精卵无法通过

排卵障碍
卵子不发育、不排卵

子宫内膜异位症
输卵管周围粘连及其他引起的着床障碍

抗精子抗体
精子移动受阻

常见女性不孕障碍部位及机理

男性不育的 **主要原因**

1. 精子问题。 无精症、弱精症、少精症、精子畸形率高等生精机能障碍。

2. 性功能问题。 勃起功能障碍、射精障碍、性欲低下等。

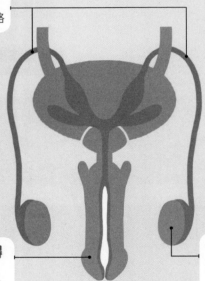

精路通过障碍
精子无法通过精路

性功能障碍
无法勃起，
或勃起后无
法正常射精

生精机能障碍
无法制造足够数
量的优质精子

常见男性不育障碍部位及机理

PART 6 ▶
生育力的评估

随着全面二孩政策的落实,越来越多人纠结于"生不生""还能不能生"。很多医院顺势推出"生育力评估"服务,有些妇产科专门开设了生育力评估门诊。生育力怎么评估? 究竟值不值得做? 生育力的评估对于两类夫妇很重要:准备生二胎的高龄夫妇,以及有过不良妊娠史的夫妇。

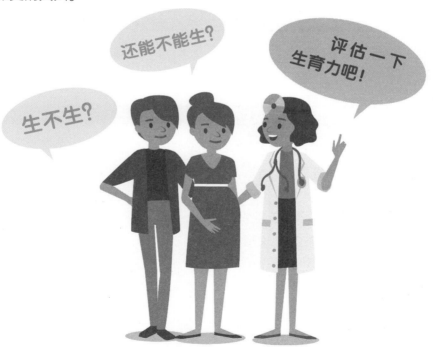

生育力评估，男人不能缺席

有人戏谑说，"造人"是男女双方共同完成的伟大事业。的确，从妊娠角度而言，男性因素不可或缺。同样，生育力的评估也包含男性生育力。

要知道，男方因素占不孕及流产原因的三分之一，并且男方的精子是以量取胜的，因此男方精液检查也是生育力评估的主要检查之一。

从临床角度而言，男性的生育力评估相对女性要简单很多。男性可以到各医院的生殖中心男性科进行男方的精子情况的检测。男方的精液检查相对容易，只需要禁欲 2 天，手淫排精就可以检查了。

通常，在不孕不育门诊的检查也秉承男性优先的原则，其原因也就在于男性的生育力检查相对女性简单很多。

女性生育力评估是个"系统工程"

评估女性生育力涉及多个指标，其中最主要的包括女方卵巢功能的评估、输卵管是否通畅、子宫环境等。详细检查见本书"检查篇"。

好心态也有助于提高生育力

特别提醒，很多备孕二胎的高龄夫妇以及之前有过不良妊娠史的夫妇在开始准备要孩子时，或多或少存在一些不良的心理因素，例如急于求成、忐忑不安等。其实，轻松愉悦的心情更利于受孕，所有那些不良的情绪对于怀孕毫无益处，何不抛开？

总之，如果还在担心生育问题，不妨找专业的医生对自己的生育力进行科学的评估。如果评估结果良好就安心地去"造人"，如果评估过程中发现问题，则及时处理。

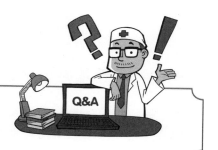

经典答疑

◆问：年龄对女性受孕有什么影响？

答：年龄与受孕关系密切。

女性的最佳生育年龄在 25~28 岁，超过 30 岁，女性的卵巢功能开始呈现下降的趋势，35~40 岁下降比较明显，40 岁以后生育力下降极其明显，40~45 岁生育率就剩 10%~20%，45 岁以后能够自然怀孕的只占 1%~2%，低于 5%，所以尽量在卵巢状态最好的时候生育。

另外，30 岁之后除了自然卵巢功能减退之外，如子宫肌瘤、子宫内膜异位症等影响生育的疾病患病概率也明显增加。当这些复杂因素掺杂在一起的时候，治疗会比较困难。

◆问：月经规律是否代表有排卵？

答：月经是子宫内膜受卵巢分泌的雌孕激素影响而出现的周期性脱落、出血。一般情况下，排卵正常才能有正常的月经，规律的月经是卵巢功能正常的体现。但是，月经规律不一定代表有正常排卵，如青春期、更年期和功能失调性子宫出血的患者可以有无排卵月经。

◆问：月经量减少是否影响怀孕？

答：月经量的个体差异很大，不但不同的个体月经量有差异，即使是同一个人在不同时期的月经量也有可能不同。而且每个人对月经量多少的感受也不一样，因此很难通过这种感受来确定是否影响怀孕。

一般而言，如果月经量减少是由于子宫内膜损伤、粘连或排卵障碍等因素造成时，就有可能影响怀孕。因此，如果发现月经量减少，需要经过检查，才能确定是否与不孕有关。

◆问：精液流出来了怎么办？

答：性交后精液从阴道流出来，这是一个普遍现象。实际上，虽然每次射精能排出 2~5 毫升的精液，其中含有数亿个精子，但最后能通过子宫颈、子宫腔到达输卵管等待受精的精子仅占极少数。在这当中，只有捷足先登、质量优良的 1 个精子被卵子选中，并与其结合，完成生命延续大业。而其余大部分精子被拒于"宫门"之外，随精液从阴道排出。为了预防精液外流，提高受孕机会，性交时可将女方臀部垫高，性交后再仰卧 2 小时，以保证精液淹没宫口，减少其外流。至于多余的精液于性交后从阴道排出体外属自然现象，对受孕一般无影响。

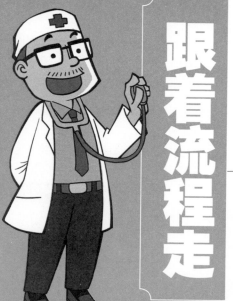

跟着流程走

检查篇

PART 1 ▶
那些医生必然会问及的问题

　　第一次去不孕不育门诊就诊,不少人心里会有些紧张。别慌,提前将医生可能问及的问题整理准备好,并且将自己想要咨询的问题也准备好,同时不妨写下来,这样就有条理多了。

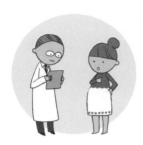

一般情况

　　包括夫妻双方的年龄和职业,结婚的年限,不育的年限,是否两地分居,性生活情况(包括频率和习惯等),双方体重及增长情况、体重指数,有没有吸烟、嗜酒等,职业有没有接触化学毒物及放射线,是否高温作业等相关情况。

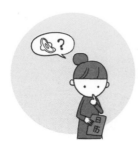

月经和发育史

　　医生会问及女方初潮年龄、月经周期、经期长短、经量、是否有痛经等情况,同时也会问及男方的青春期性征发育情况,是否儿童期患过腮腺炎,考虑其儿童期是否有隐睾等发育异常等情况。

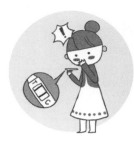

生育史

　　是否有过怀孕、生产、流产等,孕期和生产时是否有出血和感染等情况,流产刮宫次数和术后恢复情况,使用了哪些避孕措施且应用了多久、停用了多久。

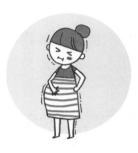

既往病史

　　是否患有糖尿病等内分泌疾病、自身免疫疾病以及治疗情况等,有没有结核病及其接触史,有没有性传播疾病,是否患有过腮腺炎等病毒感染史,是否有创伤及手术史。

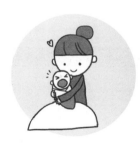

家族史

　　夫妻双方的兄弟姐妹及父母的生育情况,是否有家族遗传性疾病等。

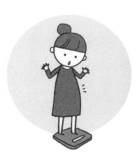

既往检查资料或外院检查资料

　　如果过去在别的医院接受过不孕治疗,带上相关检查结果和病历也是必要的,有些做过的检查无须重复做。

PART 2 ▶
必然检查的生理指标

　　初次去不孕不育专科门诊就诊,建议女性穿宽松易穿脱的服装,例如宽松的、下摆较长的裙子或者运动服,避免穿过紧的衣物,避免穿连裤袜。

一般的体格检查

　　医生将了解一般的发育、身高、体重、营养状况,第二性征的检查包括乳房的发育、毛发的分布等。

妇科检查

　　查看阴毛的多少,分布是否正常,是否呈男性化倾向,通常女性阴毛呈"倒三角"分布。此外医生会给女患者做一个内诊,内诊需要女患者躺在内诊床上,使用窥阴器打开阴道,查看阴道和宫颈的情况。然后将手指伸入阴道内,检查阴道和分泌物、卵巢和子宫的大小、硬度,以及有无痛感。

　　内诊时需要患者脱下内裤,张开两膝,保持放松,如果女性患者接受检查的时候紧张用力,就可能导致检查时产生疼痛。

PART 3 ▶
妇科超声检查之
腹部检查 PK 阴式检查

超声检查是一种简便、直观、价廉并且无创伤的检查方法，在很多疾病的检查中都会用到。在妇科使用频率极高，几乎成了妇科检查中的一项常规检查。

通过妇科超声检查可以了解子宫的大小，有无畸形、肌瘤、卵巢的大小、附件有无包块，并且可以跟踪观察卵泡发育和排卵情况，以及子宫内膜的厚度。

腹部 PK 阴式

妇科超声最常用的途径一种是经腹，一种是经阴道。

腹部超声通常应用于未婚的、尚没有性生活的女性，或虽已婚但处于经期或有阴道异常出血而又必须要进行妇科超声检查者。但此种检查方法受腹壁厚度影响较大，清晰度较差，容易漏诊和误诊。做超声之前患者要充盈膀胱，比较费时。

经阴道超声是将探头放入患者的阴道内，因探头更接近盆腔内的器官，清晰度高，可提高诊断的准确性，但仅能应用于已有性生活的女性。操作之前要排空膀胱，来院之前最好适当进食并排一次大便以减少肠气对影像的影响。

对于需要进行经阴道超声检查但未婚没有性生活者，可以选择经直肠超声，成像效果接近经阴道超声。

监测卵泡发育的最佳方法

经阴道超声检查是监测卵泡发育的最佳方法,排卵监测一般从月经周期的第 8~10 天开始,通过连续 B 超监测卵泡发育及排卵情况。通常采用阴道 B 超探头接近盆腔器官,无须充盈膀胱即可较准确地观察卵泡发育进展,并预测排卵时间。同时,如果在促排卵周期中可决定卵泡成熟及人绒毛膜促性腺激素(HCG)注射的时间,预测排卵时间,同时便于及时采取措施预防发生卵巢过度刺激。

超声了解卵巢储备功能

通过阴道 B 超检查了解卵巢储备功能常常选择在月经周期的第 2~3 天进行 B 超检查,了解卵巢的大小及卵巢中小窦卵泡的数目,如果卵巢体积减小或窦卵泡的数目减少,可能都是卵巢储备功能降低的表现。

不同时期超声检查了解的相关情况

卵泡期	卵泡的大小和卵泡的发育状态 预测排卵期
排卵期	卵泡的大小和卵泡的发育状态（排卵前） 预测排卵期（排卵前） 子宫内膜的厚度 是否有着床障碍 卵泡是否消失，黄体是否形成以及是否有不破裂而黄素化卵泡（是否排卵）
黄体期	子宫内膜的厚度 是否有着床障碍 卵泡是否消失，黄体是否形成以及是否有不破裂而黄素化卵泡（是否排卵）
随时	子宫、卵巢的形态和状态 子宫肌瘤、子宫内膜异位症、卵巢囊肿等疾病的有无

注：月经期一般不进行超声波检查

PART 4 ▶
卵巢老不老,多方评估

没能如期孕育的女性,初次到生殖医学中心就诊时,无一例外都会接受关于卵巢是否年轻、是否还有生育希望的检查。

那么,衡量卵巢是否老去的标准是什么? 通过什么途径去评估?

通常,卵巢功能的检查包括阴道超声检查、卵泡及排卵监测、基础体温测定、女性相关激素测定、宫颈黏液检查等。

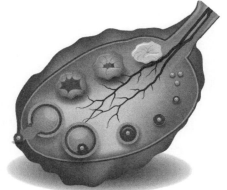

卵巢示意图

"超一超",就知卵巢老不老

众所周知,女性特有的体态和生育能力与卵巢功能密不可分,而卵子直接决定了卵巢功能的好坏。大量研究早已证明,育龄妇女卵巢里绝大多数卵泡长期处于休眠状态,但每个月经周期,其中的少数卵泡会从睡眠中"苏醒",体积增大(这时能够被现代超声设备分辨识别,超声能探测到直径2~10毫米的卵泡),临床上称之为窦状卵泡,这些卵泡能够在促排卵药物作用下生长、发育、成熟和排出。

窦状卵泡的数量就是医生所说的"卵巢储备功能"，也就是医学上衡量卵巢真正年龄的标志。因此，那些希望接受辅助生殖治疗的女性在接受检查时，往往会听见医生口中蹦出"左边6个、右边7个"这种话，说的就是这些卵泡的数量，随之听到的"卵巢老化了，怀孕概率不高哦""卵巢还年轻，怀孕应该容易些"等评论，也往往是基于窦状卵泡数量的判断。

阴道超声检查是准确了解卵巢储备功能的最佳方法。与腹部B超不同的是，阴道超声检查前应完全排空小便，不需要苦苦憋尿，检查时间需3~5分钟，患者可以充分感受到高新技术所带来的方便、快捷和人性化。

有不少女性对经期做阴道B超心存疑虑，其实大可不必，严格的探头消毒隔离制度和阴道自净功能完全能够杜绝感染的发生。全球生殖中心每年完成的月经期阴道超声检查超过千万人次，从来没有发生过严重感染的事件。而且，阴道超声探头的体积很小，绝大部分患者在检查中并无特殊感觉。当然，因为医生必须用力让探头紧贴阴道壁以便获得优质的超声图像，少数患者可能会略感胀痛，此时有经验的医生会让患者深呼吸以缓解不适感。而因探头的技术参数限制，腹部B超并不能精确判断窦状卵泡数量。

至于检查的时机，对于月经周期正常的女性，一般建议在月经来潮第2~3天检查；而月经周期不正常的患者，可以随时检测，不必强求月经来潮，尤其不能为了做检查而用黄体酮催经。

女性激素测定，择日进行

女性激素六项是不孕不育检查的一个常规项目。那么，到底是哪六项检查？每一项分别说明什么问题？

简单地说，正常的月经周期，是正常的激素水平调控的外在表现。

正是由于种种激素的周期性变化,才带来女性经期的轮回,只要其中任何一项激素水平出状况,都势必影响正常的月经周期,例如经期的变化、经量的变化、排卵的变化等。

　　一般而言,普通女性在月经周期的任何时间检查性激素都可以,只是每个时段的正常参考值不同而已,例如排卵前的一段时期叫作卵泡期,那么卵泡期和排卵期的参考数值就不一样。但有一点要提醒的是:诊治不孕症一定要了解基础性激素水平,首先要选择月经第 2~5 天进行检查,称为基础性激素水平,而第 2~3 天测定最好。

注意:检查基础性激素前,至少一个月不能用性激素类药物(包括黄体酮、雌激素类),否则结果不可靠。

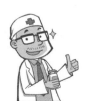

★★省★★医院化学报告单

姓名:★★★　　　年龄:★★　　　　性别:女　　　　样本:血清

项目	结果	单位	参考值			
睾酮（TSTO）	X	nmol/L	0.5~2.6			
促卵泡成熟素（FSH）	X	mIU/mL	卵泡期 2.5~10.2	排卵期 3.4~33.4	黄体期 1.5~9.1	停经后 23.0~116.3
催乳素（PRL）	X	μIU/mL	未妊娠 59.0~619.0	妊娠 206.0~4420.0		停经后 38.0~430.0
黄体生成素（LH）	X	mIU/mL	卵泡期 1.9~12.5	排卵期 8.7~76.3	黄体期 0.5~16.9	停经后 15.9~54.0
雌二醇（E2）	X	pmol/L	卵泡期 71.6~529.0	排卵期 234.0~1309.0	黄体期 204.0~786.0	停经后 <118.2
孕酮（P）	X	nmol/L	卵泡期 <1.4	黄体期 <2.1	停经后 <1.2	

卵泡刺激素（FSH），判断卵巢潜能

顾名思义，卵泡刺激素是女性卵泡发育必需的激素，它的主要作用就是促进小小卵泡的生长发育，最终让那个最具优势的卵泡排放。至于你能否利用上，就看自己的决定和机遇了。

此外，这一项还是判断卵巢是否早衰的指标之一。FSH数值越高，提示卵巢功能越差。若月经周期第3天的FSH数值大于20国际单位/升，怀孕机会显著下降。

黄体生成激素（LH），预测排卵

黄体生成激素又叫"促黄体生成素"，这项激素在预测排卵方面有重要作用。正常排卵前，它会迅速上升，形成一个峰值，之后就持续低值。基于这种原因，市面上种种"排卵试纸"就是通过检测是否出现LH的峰值来帮助判断女性是否出现排卵。

此外，它与雄激素、雌激素的合成相关，还可以促进孕激素的合成分泌。

孕酮（P），不只关于孕事

别以为孕激素只有怀孕的时候才存在，在女性不同时期都有它的存在，只是数值有变动罢了。因在孕期数值达到高峰而得名。

在一个月经周期中，孕酮的数值跟黄体生成激素的数值走势大致差不多，也是形成一个抛物线，只是这个抛物线的顶端落后于LH曲线顶端6天左右。

催乳素（PRL），不稳定派

催乳素主要是促进乳汁合成。催乳素的分泌不稳定，情绪、运动、性交、饥饿及进食，均可影响其分泌状态。它的分泌与睡眠节律性也相关：入睡后短期内分泌增加，下午较上午升高。

因此，根据这种节律分泌特点，应在上午9~10时空腹抽血。

如果不是哺乳期的女性,出现泌乳的异常现象就应赶紧做这项检查。

雌二醇（E2），女人味的内在动力 ·········

大家通常称雌二醇为雌激素。年轻女性拥有甜美的嗓音、嫩白的皮肤、丰满挺拔的体形,都与雌激素的作用分不开。但是,大约从 35 岁开始,女性就进入生理的衰退阶段,特别是 40 岁以后,雌激素明显下降,会出现皱纹、色斑、体形臃肿、月经紊乱等现象。到绝经的时候,雌激素水平下降很快,骨骼、心脏、泌尿系统由于得不到雌激素的保护,容易出现骨质疏松症、心血管疾病、老年性阴道炎等。

如今,因为工作压力大、生活不规律等种种原因,致使不少 30~40 岁的女性因为雌激素水平严重降低而提前进入更年期。所以,这项激素水平可以提示卵巢功能的状态。如果 30 岁的人 60 岁的卵巢,那就是让女性很难受的事情了。经检测发现,卵巢早衰的女性,雌激素水平特别低。

睾酮（T），千万别偏高

睾酮就是大家所说的雄激素。写错了吧? 怎么会在女性身上测定这个项目呢?

其实,雄、雌激素在男女体内都同时并存,它们绝非男性或女性所独有。只是雄激素在男性体内起主导作用,而雌激素在女性体内起主导作用。男女体内同时存在这两种性激素,只是在含量上有很大差别。男性体内的雌激素,与女性体内的雄激素一样,都只有极少量。

一般正常女性体内睾酮的数值极低。有些疾病可使女性体内睾酮值偏高,如多囊卵巢综合征。此时,女性的雄性表现会明显增多,例如体毛、喉结等都会明显一些。

宫颈黏液检查，看看拉丝度

宫颈黏液是指子宫颈管中分泌的黏液，就是大家通常说的白带。其性质受雌孕激素影响，雌激素影响下宫颈黏液稀薄、透明，雌激素水平越高，量越大，越呈拉丝状。在排卵前雌激素水平最高，这时候白带量大，拉丝度可达 10~12 厘米，妇科检查在宫颈口可见到瀑布状白带。女性自我感觉分泌物增多，蛋清样，表明 24 小时左右就要排卵了。排卵后受孕激素的影响，分泌物变黏稠，量减少。

宫颈黏液平时有阻滞细菌进入子宫的防御作用，到排卵的时候，为了使精子更加容易进入子宫，黏液的分泌量增多、黏性增强。如果宫颈黏液量不足或者状态没有发生相应变化，则不利于精子进入子宫。

临床医生可根据相应的标准进行评分。假如女性宫颈黏液得分小于 8 分，表明此时的宫颈黏液不利于精子顺利通过宫颈管，到达宫腔及输卵管与卵子汇合的。

那么，哪些因素会导致宫颈黏液评分低呢？临床上常常见到有阴道炎、宫颈炎、慢性宫颈增生的患者，以及长时间、大剂量使用克罗米芬促卵泡生长的患者，很难自然受孕，常常需要借助人工授精，帮助精子进入子宫和输卵管，来达到精卵结合的目的。

宫颈黏液检查是为了测定排卵时宫颈管黏液分泌是否正常。检查时使用无针头注射器，从阴道插入子宫颈管采集样本，检查黏稠度、量以及透明度。

把采集的黏液放置于玻璃板上干燥，用显微镜观察，就可以看到像羊齿叶一样的结晶，叫作羊齿叶状结晶。它与黏稠性一样，被视为排卵临近的标志。宫颈黏液检查也是预测排卵日不可或缺的一项检查。

评估卵巢功能的利器——AMH

要评估卵巢储备功能,抗苗勒氏管激素(AMH)是目前最重要的指标。该指标不仅可随时监测,也能比其他指标更早地预测卵巢功能减退,提醒你早一点解决生育问题。

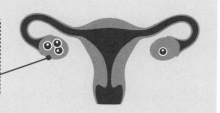

AMH 是一种糖蛋白激素。卵巢内的小窦卵泡数量越多,AMH 的浓度便越高。

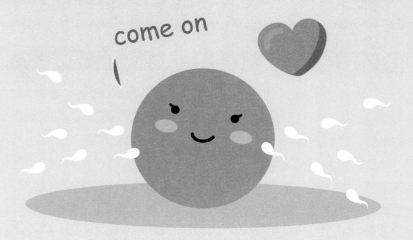

come on

AMH 水平能够预测卵巢反应性,对预测试管婴儿的治疗结局意义重大

什么是 AMH

AMH 是一种糖蛋白激素。卵巢内的小窦卵泡数量越多，AMH 的浓度便越高。反之，当卵泡随着年龄及各种因素逐渐消耗，AMH 浓度也会随之降低。接近绝经期时，AMH 便渐趋于 0。

在成年女性中，AMH 只来源于卵巢，可作为卵巢功能的评价指标，评价卵巢储备功能，预测促排卵的效果。

AMH 检测的意义

目前常用的评估卵巢储备的指标主要有年龄、基础 FSH 水平、E2 水平、抑制素 B、基础窦卵泡计数、卵巢体积、卵巢基质血流等，但评估卵巢储备的能力并不十分令人满意。

而 AMH 水平与这些指标相比，更能反映卵巢储备功能，对年龄的敏感度也更高。

AMH 降低时，就代表着卵巢正在老化，也就是女性生育力正在衰退。但 AMH 无法预估未来卵巢功能的下降趋势，建议若检测 AMH 有偏低的倾向，最好及早规划生育大事，以免耽误了最佳生育时机。

预测试管婴儿结果

AMH 检测对预测试管婴儿的治疗结局同样意义重大。

目前，国内外常规应用的指标主要有年龄和基础 FSH 水平，但是这些指标并不能完全准确预测卵巢反应能力及试管婴儿结局。

AMH 水平能够预测卵巢反应性，识别具有卵巢过度刺激综合征风险的女性。例如，高水平 AMH 预示着卵巢有过度刺激风险，应使用小剂量促性腺激素，而低水平 AMH 则表示卵巢低反应，应使用较高剂量的促排卵药。

PART 5 ▶
排卵监测,不是备孕必修课

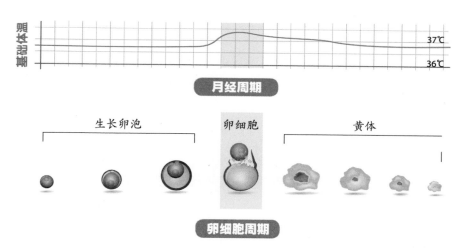

基础体温　　　　　　　　　　　　　　　　　　　37℃
　　　　　　　　　　　　　　　　　　　　　　　36℃

月经周期

生长卵泡　　　　卵细胞　　　　　黄体

卵细胞周期

　　不少备孕女性连续监测排卵,自认为"同房也要有的放矢",之后又因没受孕而焦虑不已。原本美好的性生活都变得如此功利,这是不推荐的。其实,监测排卵并非备孕的常规项目。

　　排卵通常有三种常用的监测手段,包括排卵试纸、基础体温监测、超声监测。

排卵试纸,可供参考

　　目前,最盛行的监测排卵手段是排卵试纸,因为价格低廉,方法简便。

　　目前市面上有多种排卵试纸可供选择,基本是通过测量 LH 高峰值来提示是否排卵的。女性排卵前 24~48 小时内，尿液中的 LH 会出现高峰值，用排卵试纸自测，结果就会显示为阳性。

使用排卵试纸测试，首先需要正确采集尿液：用洁净、干燥的容器收集尿液，收集尿液的最佳时间是早 10 点至晚 8 点，尽量采用每一天同一时刻的尿样，收集尿液前 2 小时应减少水分摄入，因为稀释了的尿液样本会妨碍 LH 峰值的检测。将有箭头标志线的试条一端浸入尿液中，约 3 秒钟后取出平放 10~20 分钟。观察结果，结果以 30 分钟内阅读为准。

如果月经周期比较规律，在经期前 14 天(也就是预计的排卵时间)，这个时间的前 3 天加后 3 天，连续 6 天测定；如果月经不规律或者不正常，则一般在月经干净后第 3 天开始测。

试纸虽然使用方便，但由于制作过程、操作者本身等原因，准确率不高，测试结果仅供参考。临床医生一般不推荐这种方法。

测基础体温，医生推荐

监测基础体温，这是很多医生在患者需要的时候推荐的方法。

基础体温是机体在静息状态下的体温。因此需要在睡眠 6~8 小时以上，不起床、不进食、不饮水、不说话时测得。每天早晨醒来，第一件事就是拿起甩好的水银柱体温表，含在舌下 5 分钟，然后将度数记录在体温表上。测量基础体温需要坚持不中断，至少测一个周期(就是从月经的第 1 天测到下次月经的前 1 天)。用线将每一个点连起来，就成了一条属于你自己的体温曲线。一般在月经的前半个周期，体温常常维持在一个较低的水平上， 称为低温期。排卵后，体温经过 2~3 天达到高温平台，称为高温期。体温曲线呈现两个台阶，我们称之为双相体温。高温和低温的平均差异为 0.3~0.5℃。当月经来潮的前 1 天或当天，体温骤然下降，又开始了一个新的周期。双相体温，表明卵巢有排卵。

测量基础体温的**要点**

基础体温是机体在静息状态下的体温。因此需要在睡眠 6~8 小时以上，不起床、不进食、不饮水、不说话时测得。

1.醒来后马上测量并记录基础体温

因为身体活动会使体温上升，所以要在早晨醒来后下床之前测量，最好是睡觉前就把体温计放在床头柜上。

2.每天都在同一时间测量

如果每天测量的时间差距很大，基础体温也会不稳定，若因为睡懒觉、旅行等在平时不一样的时间测量时，要把这些情况一并记录下来。

3.使用特定的基础体温计

基础体温的变化范围很小，多在 0.2~0.4℃之间，为了更容易看清体温的变化，最好还是使用刻度更为精确的特定的基础体温计。

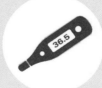

4.记录

记录测量的数据，根据测量的体温值制作曲线表，能够很快看出自己的月经周期和排卵日期。

超声监测排卵，直观但费时、费钱

超声是监测卵泡发育的最准确方法，能连续动态地直接观察卵泡的形态学改变，了解卵泡发育排卵的全过程，还可以确定是否排卵。

一般在月经周期第 9~10 天，正常周期可在 10~11 天，药物诱导周期要求提前 1~2 天开始用超声连续观测，隔天 1 次，直至卵子排出。卵泡一般情况下每天生长 2~3 毫米，临近排卵时生长快，可达 3~4 毫米。

成熟卵泡的特点是，卵泡最大直径超过 20 毫米，形态饱满，内壁薄，位置移向卵巢表面。

如果已经排卵，卵泡消失或缩小，内壁塌陷，并且可有少量盆腔积液。

药物促排卵的患者通常使用超声监测排卵。这种方法相对费时、费钱一些。患者必须连续到医院进行监测。

大多数人其实没必要监测排卵

其实如果没有排卵障碍问题，大多数备孕女性是不需要监测排卵的。况且由于自身操作不当或者试纸不合格，监测的结果也未必准确。

对于不孕、月经不调，接受促排卵治疗的女性，以及需要做辅助生殖的女性，则有必要进行排卵监测。

PART 6 ▶
输卵管通畅性检查，必需的

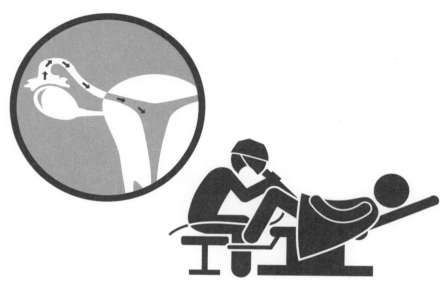

　　前文已经提及，输卵管是精子和卵子"约会"的"鹊桥"，其为卵子受精、受精卵的早期发育提供了良好的微环境，它的协调蠕动、纤毛摆动及输卵管液流动则在精子输送、卵子摄取、受精卵送入宫腔等过程中起重要作用。输卵管的结构和功能正常的输卵管是正常妊娠的必备条件。

　　然而，现实生活中的许多因素可能影响输卵管的结构和功能，而致不孕。

　　所以，准确评价输卵管的结构和功能是诊治女性不孕的重要环节。以下是几种用于检测输卵管通畅性的方法。

输卵管通气试验

通过导管向宫腔内注入气体(二氧化碳或氧气)，根据注入气体压力、下腹部听诊、患者感觉及腹部透视膈下有无游离气体，来判断输卵管是否通畅。因其准确性低，且有发生气体栓塞的潜在危险，目前该方法基本被淘汰。

输卵管通液试验

通过导管向宫腔内注入液体，根据注液阻力大小、有无回流及注入的液体量和患者的感觉，判断输卵管是否通畅。由于操作简便、无须特殊设备、费用低，应用较广泛。

但是由于每个人对疼痛的忍受程度、宫腔容积的大小、对外来刺激的反应强烈程度不同，因而存在较大的误差。部分患者由于对疼痛及外来刺激敏感度高，置入导管或窥阴器时引起子宫及输卵管平滑肌强烈收缩，导致输卵管腔暂时闭塞和/或宫腔容积明显缩小，最终导致注入的液体量减少，阻力和回流液量增加，进而影响判断的准确性。

同时，不同的患者子宫腔容积大小有区别，也同样影响注入液体的量及回流等结果，进而影响医师的判断。

X 线下子宫输卵管造影

通过导管向宫腔及输卵管注入造影剂可进行 X 线透视及摄片，根据造影剂在输卵管及盆腔显影情况判断结果。可提供宫颈管、宫腔大小、形状和子宫轮廓的情况。在无输卵管近端梗阻或痉挛时，可显示输卵管长度、直径、形状及伞端折叠情况，子宫输卵管造影不但可以明确输卵管是否通畅及阻塞部位，还可以对输卵管的内部结构做出诊断。

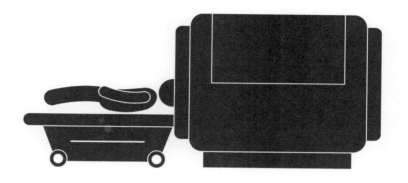

子宫输卵管超声造影

在超声设备下通过宫腔注入特殊的超声诊断造影剂，如双氧水、半乳糖制剂、二氧化碳微泡制剂等，优点是简便、无创。根据 Richman、Randolph 及国内罗丽兰等报道，经阴道子宫输卵管超声通畅试验与腹腔镜或开腹检查结果符合率约 50%，不能观察输卵管内部结构，不能明确输卵管阻塞的确切部位，也不易获得满意的图片，因此目前无法广泛应用。

腹腔镜检查

通过子宫导管向子宫腔注入色素液如美蓝，经腹腔镜观察美蓝经输卵管伞端溢入盆腔，即为通畅。如有输卵管近端堵塞（输卵管间质部及峡部）则见不到美蓝液经输卵管伞端溢入腹腔；如为输卵管远端堵塞（输卵管壶腹部及伞部）则可见输卵管伞端及壶腹部扩张增粗并蓝染，但没有美蓝流体流自输卵管伞端并流入腹腔。

对于输卵管间质部、峡部、壶腹部堵塞时，由于无法了解是否真正堵塞及堵塞部位、性质程度，以及输卵管黏膜情况，所以腹腔镜检查与治疗只适合于经过经X线的输卵管造影检查诊断为输卵管伞端堵塞积水，或考虑有输卵管周围粘连可能时。

另外，腹腔镜可直视输卵管周围的粘连、粘连部位、粘连程度，以及输卵管伞端与卵巢之间的解剖关系，并可同时对粘连进行分离治疗。由于该项检查需行全麻或硬膜外麻醉，避免了患者因疼痛等宫颈刺激引起的子宫输卵管平滑肌痉挛所导致的暂时性闭塞，大大减少了假阳性的出现，是目前评价输卵管通畅性的金标准。

缺点是技术操作要求高，给患者带来的痛苦较大，可能发生的并发症较多且较重，所需费用较高等。

小结

目前临床最常用的方法是X线下子宫输卵管造影，该方法不仅可明确输卵管梗阻的部位，还可以较为直观地显示输卵管及子宫内膜的某些病变、输卵管蠕动情况。传统的输卵管通气、通液实验对输卵管是否通畅只能做粗略的判断，这些方法已经逐渐被淘汰。宫腔镜则可以了解宫腔内情况，并有一定的治疗作用；腹腔镜下输卵管通液试验被看作是评价输卵管通畅性的可靠方法，但具有创伤性、费用高等缺点。

PART 7 ▶
宫腔镜检查，看看"造人窝"状态

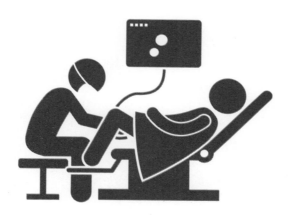

　　子宫是胚胎发育的窝，它的状况关乎胚胎能否顺利"安营扎寨"、茁壮成长。

　　要如何探究这个"造人窝"的情况？宫腔镜检查便是近年来常用于检查子宫情况的手段。宫腔镜能较好地了解腔内的情况，发现宫腔粘连、黏膜下肌瘤、内膜息肉、子宫畸形等与不孕有关的病理情况，越来越受到大家的关注，尤其是患不孕症的女性。同时它也是妇科出血性疾病和宫内病变的首选检查方法。

　　宫腔镜是用于宫腔内检查和治疗的一种纤维光源内窥镜，是一项新的、微创性妇科诊疗技术。宫腔镜最大的优点是不仅能确定病灶存在的部位、大小、外观和范围，且能对病灶表面的组织结构进行细致的观察，可在直视下取材或定位刮宫，大大提高了对宫腔内疾病诊断的准确性，更新、发展和弥补了传统诊疗方式的不足。

宫腔镜检查的注意事项

●宫腔镜检查一般在月经干净后3~7天内进行最佳。因为在此期间子宫内膜薄，黏液和出血少，宫腔病灶易于看清。另外，也不容易使过厚的内膜通过输卵管进入腹腔。

●检查前3天禁止性生活。

●根据需要选择做下列术前检查：传染病检查（乙肝表面抗原、HIV、HCV）、肝功能、肾功能、心电图、血常规、尿常规、凝血四项、白带常规等。

●术前需测血压、脉搏、体温，了解心肺情况及阴道清洁度。

●已确诊为子宫内癌症时不宜检查，以免癌细胞扩散。

●有急性生殖器炎症时不宜检查，以防炎症扩散。

●一般在病变活动或出血时也不宜做宫腔镜检查。除非有医学需要。

●检查后2~7天内阴道可能有少量血性分泌物，不用过分担心。

●宫腔镜检查后保持会阴部清洁，2周内不要同房和洗盆浴，以防感染。

温馨提示：宫腔镜检查通常无明显痛苦，检查时患者仅感到下腹有胀感或隐痛，但都能忍受。对于精神较紧张或需要镜下手术的患者也可采用阻滞麻醉或静脉麻醉。

PART 8 ▶
生殖道特殊感染项目,不妨查查

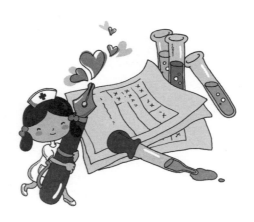

　　在妇科检查时常规进行的白带检查,主要针对阴道滴虫、白色念珠菌、白细胞和上皮细胞等检测,对不孕女性而言,尚需要根据生殖道情况进行一些特殊感染如淋球菌、结核、支原体和衣原体等进行检测。

　　性传播疾病是影响不孕不育发生率的重要因素之一,且支原体和衣原体感染与输卵管性的不孕不育有着密切的关系。

　　衣原体感染是上行感染,经由子宫颈、子宫内膜、输卵管扩散至腹腔,引起炎症,而这些炎症可能引起宫颈管液不全、着床障碍、输卵管障碍等,导致不孕。很多感染的女性在平时并没有自觉症状。通常直接用棉棒采集子宫颈管的上皮细胞进行检查,也可以通过血液中的抗体来进行检查。

PART 9 ▶
生殖免疫学检查，不可忽视

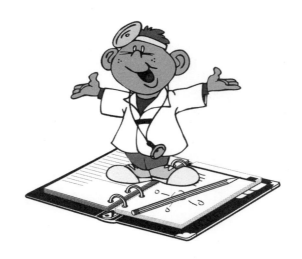

　　越来越多的研究表明，很多不孕以及流产发生的原因与生殖免疫因素相关。

　　目前了解较多的为抗精子抗体。抗体是人体内抑制细菌等外敌的行动、阻止其入侵身体的物质。通常情况下，女性的身体对于射入的精子不会产生抗体，但有极少数人会有这种情况，这种抗体就叫作抗精子抗体。如果产生这种抗体，容易导致不孕。要确认是否有抗精子抗体可以通过血液检查得知。

　　女性生殖免疫方面的检测项目主要包括抗精子抗体、抗子宫内膜抗体、抗心磷脂抗体、抗透明带抗体、封闭抗体等。

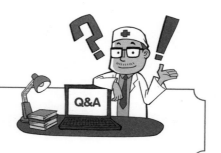

经典答疑

◆问：宫腔镜检查后多久可以怀孕？

答：宫腔镜检查后，如果月经正常，在排卵期阴超检查子宫内膜形态、厚度、回声正常，没有生殖器炎症，输卵管正常，则术后来1次月经后就可以试孕。

◆问：诊断性刮宫检查应该在何时做？

答：不孕患者应选择在月经临来前或来潮的12小时内进行诊断性刮宫，以便判断卵巢功能。

诊断性刮宫的操作要经过阴道，因此在刮宫前要检查白带，看是否有真菌、滴虫等病原体感染，未见异常方可采用此方法，否则应该在治疗复查痊愈后再诊刮。诊断性刮宫前1个月内不要服用任何激素类药物，以免影响内膜形态，导致诊断错误。

如果内膜活检发现子宫内膜结核，应该先进行抗结核治疗，然后再考虑做输卵管通畅性检查。

◆问：检查卵巢里的小窦卵泡有什么意义？

答：窦卵泡的数量代表了卵巢的储备能力。一般 30 岁以前的女性窦卵泡数较多，35 岁以后数量减少，到 40 岁后数量和质量都会显著降低。卵泡的体积代表了卵泡发育的不同时期，一般来说小于 0.5 厘米的是没有发育的卵泡，达到 1 厘米以上的是这个月经周期内向成熟发育的卵泡。长到 1 厘米以上的卵泡大约每天长大 0.1~0.2 厘米。到排卵期时，直径大约长 1.8~2.0 厘米，这时成熟的卵泡排出，随即卵泡消失，逐渐形成黄体。

通过卵泡的特点可以总结出，一侧卵巢 0.5 或 0.6 厘米以下的卵泡数达到 5 个以上，表明女性的卵巢储备能力比较好。而卵泡数量少意味着生育能力降低，有可能发生不孕症。

◆问：什么情况下需要做分泌物检查？

答：分泌物检查并不是针对不孕不育症的，主要是针对宫颈癌的筛查。一般到妇产科看病的育龄女性都需要做这项检查，它可以作为常规体检每一两年查 1 次；另外针对白带异常、阴道炎症等，有化验白带的检查。

分泌物检查一般是做宫颈涂片，主要是为了检查是否有癌前病变，跟不孕不育的关系不大。但如果分泌物不正常代表阴道可能存在炎症，少数持久的阴道炎可能对生育有不利影响。

该出手时就出手

治疗篇

PART 1 ▶
子宫性不孕

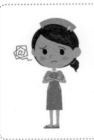

子宫性不孕占女性不孕症的 30%~40%。

子宫具有储存运输精子、受精卵着床、胎儿发育、分娩等多项重要功能。导致子宫性不孕的主要原因包括子宫畸形、子宫肌瘤、子宫内膜炎、宫腔粘连、宫颈功能不全等等。

子宫病态，**不孕跟着来**

子宫是孕育胚胎的场所，如果子宫出现了畸形，很有可能使胚胎无法在此"安营扎寨"，或者即便勉强"驻扎"下来也产生流产的悲剧。

女性子宫是胚胎生长发育的场所，是人类的发源地。众所周知，子宫是一个倒置、梨形的肌性器官，子宫腔呈"倒三角形"，正常容量约 5 毫升。由于具有良好的伸缩性，子宫可随胎儿的生长发育而逐渐增大，至足月妊娠时，宫腔容量可达 5000 毫升，足足比原来扩大 1000 倍。产后 6 周，子宫逐渐恢复正常大小。

女性胚胎的子宫，在孕 9 周左右，由两侧副中肾管融合而成。在此期间，机体若受到各种不良因素的影响，子宫不能正常发育，便可能出现各种各样的畸形。一般来说，子宫畸形女性的卵巢功能多无异常，第二性征的发育也多正常,因此,若不是生育失败,大多数妇女并无任何不适。

临床上常见的子宫畸形种类

子宫未发育或发育不全

患者可表现为先天性无子宫或实质子宫。前者完全无子宫存在,后者虽有子宫,但无宫腔。因此,这类女性常表现为原发性闭经,通过B超和宫腔探查可发现;也可表现为幼稚子宫,即子宫比正常女性的小,宫肌较薄,宫腔较窄,患者多数有痛经、月经量减少,经期较短,婚后易出现不孕、流产及早产。

双子宫

由于胚胎时双侧副中肾管完全不融合所致。患者可表现为双子宫双阴道,也可表现为双子宫、单阴道。两个子宫均可受孕,这种情况对女性受孕多无不良影响,少数出现流产或早产。

双角子宫

子宫底部不完全融合成双角状,因而子宫腔底部亦呈双角状,犹如羊角。患者一般无不适,诊断主要通过宫腔碘油造影和宫腔镜检查。这类女性容易发生习惯性流产或反复早产,治疗上可行子宫整形术,术后2年方可受孕。

单角子宫

仅一侧副中肾管发育形成单角子宫,其预后基本同双角子宫。

中隔子宫

双侧副中肾管融合不全,在子宫腔内形成中隔,严重者使宫腔变窄,不能适应胎儿的发育,孕妇因而出现流产或反复早产。患者平时

51

可无任何不适,临床上,主要靠宫腔碘油造影和宫腔镜检查发现。对不孕、反复流产或早产的患者,可在宫腔镜下行中隔切除术,治疗效果一般较好。

残角子宫

一侧副中肾管发育正常,另一侧发育不全,形成残角子宫,多数残角子宫与对侧宫腔不相通,少数存在狭窄的通道。残角子宫宫内妊娠,多数在孕中期发生破裂大出血、休克,可致死亡。若残角子宫内膜无功能,患者一般无不适,可不治疗;若子宫内膜有功能,且与正常宫腔不相通时,由于经血淤积出现痛经,甚至并发子宫内膜异位症,则需手术切除残角子宫。

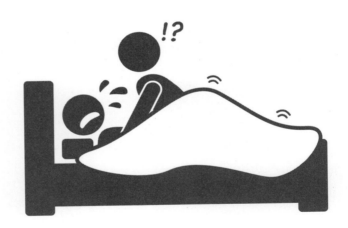

肌瘤与不孕的**关联**

每一块肥沃的土地不长苗定长草。老天派子宫来生孩子,你却偏偏不让它生,它自然会捣乱,不生孩子则容易长瘤子。

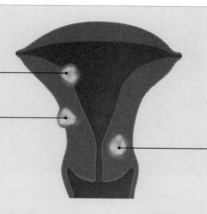

黏膜下肌瘤

浆膜下肌瘤

肌壁间肌瘤

子宫肌瘤的种类(按部位划分)

尸体解剖数据显示,子宫肌瘤的发病率为**50%**,年龄较大而且从未生育和哺乳过的女性发生子宫肌瘤的危险性更高。随着怀孕次数的增加,肌瘤的发生率明显下降,经历过5次以上足月妊娠的女性罹患子宫肌瘤的危险性仅仅是未育女性的五分之一。

子宫肌瘤是最常见的妇科良性肿瘤,大多数子宫肌瘤**大小不超过5厘米**,也有罕见的病例出现长至足月胎儿大小的情况。

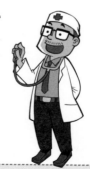

子宫肌瘤好发于 30~50 岁女性，多在绝经后萎缩或消退。多数患者无明显症状，如果肌瘤长在子宫肌壁间或黏膜下，可能出现月经量增多及经期延长；如果肌瘤压迫膀胱，会致尿频、尿急及排尿困难；压迫直肠则致便秘、排便不畅等。一些黏膜下肌瘤及肌壁间肌瘤可引起不孕或流产。

关于子宫肌瘤和孕育的几条建议

●通常而言，如果不考虑其与怀孕生子的关系，只有那些位置特殊（详见本书后文），出现月经量多、月经淋漓不尽、贫血等症状，或者直径超过 5 厘米的肌瘤才需要手术。而对于准备怀孕的妇女，治疗指征就要适当宽一些。

●对于位于子宫腔内的黏膜下肌瘤，因有可能妨碍未来的胚胎着床，无论有无症状（通常有月经过多或者月经淋漓不尽的症状），都建议在怀孕前进行处理。目前认为宫腔镜是最好的方法。这是一种创伤很小的手术（称微创手术），经过阴道和宫颈管放入一种特殊的摄录镜头，并通过专用器械进行手术。由于不需要在腹部切开，通常术后恢复较快。

●年龄也是子宫肌瘤手术必须考虑的非常重要的因素。肌瘤剔除术后留在子宫上的瘢痕需要一定时间恢复，一般建议术后先避孕 1 年再怀孕比较安全。35 岁以后的妇女生育能力会逐渐降低，如果此时发现有肌瘤，是否先手术就要权衡利弊了，建议去医院听听医生的意见。

●子宫肌瘤的治疗较为复杂，要求医生对患者的职业、年龄、生育要求、症状、肌瘤大小等情况全面考虑，继而对患者进行个性化治疗。

其实，若肌瘤小且无症状，对身体不会产生太大的影响，通常不需要治疗，尤其是接近绝经年龄患者，雌激素水平低，肌瘤可自然萎缩或消失。此时患者最大的问题是心理问题，总担心肌瘤会继续生长和恶变。其实可以找一个值得信任的医生，每 3~6 个月随访一次，在随访期间若发现肌瘤增大或者症状明显，再考虑进一步治疗。

内膜炎导致
"难以扎营的土壤"

试想此地荒芜一片，遍地垃圾，聪明的胚胎会愿意在此驻扎吗？

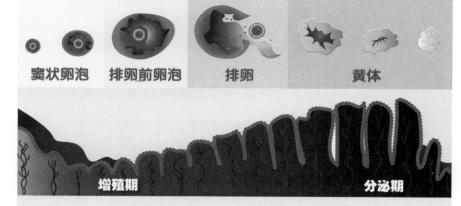

窦状卵泡　　排卵前卵泡　　排卵　　黄体

增殖期　　　　　　　　分泌期

卵巢和子宫内膜的周期循环

女性的子宫腔具有储存和输送精子、孕卵着床及孕育胎儿的功能。但如果感染入侵，导致不同程度的**宫腔粘连**，破坏宫腔形态，内膜完整性受损，其容受性自然也会直接受到影响；即便精卵结合，着床以及胚胎发育的过程也会因种种原因而难以成功。

通过**宫腔镜检查**，可以明确看到宫腔炎症的程度。

女性生殖系统的生理防御功能被破坏后,在机体抵抗力低下的情况下,细菌侵入子宫内膜所引起的炎症,称为子宫内膜炎。它分为急性子宫内膜炎与慢性子宫内膜炎两种。

急性子宫内膜炎主要发生在分娩、流产或宫腔手术操作中,尤其是非正规人工流产之后,病原菌有大肠杆菌、葡萄球菌、链球菌等,发病急骤,畏冷。下腹痛,有下坠感,阴道有大量脓性分泌物流出。病情如未能及时控制,炎症可继续上行蔓延,发展为急性输卵管炎、卵巢炎或盆腔炎。如治疗不彻底,病情可时好时坏,迁延时日,形成慢性子宫内膜炎。单纯的急性非特异性子宫内膜炎预后较好,一般对生育影响不大,但少数人可形成子宫内膜粘连,从而造成不孕。由于急性子宫内膜炎有时可引起输卵管炎、卵巢炎,这些炎症可长期不消散而发展为慢性过程,从而严重影响生育能力。

此外,结核性子宫内膜炎会严重影响生育功能,是女性不孕的重要原因之一。

细数子宫内膜炎的危害

子宫内膜炎的发生可能由于剧痛而影响性爱的次数或因导致卵巢机能失常、输卵管堵塞等而影响生育功能。

精子进入宫腔后,细菌毒素、白细胞吞噬等炎症因素造成精子死亡或活动力降低,使精子进入输卵管的数量减少,从而影响生育。

受精后受精卵不易在有炎性的子宫内膜着床,或者因抗子宫内膜抗体导致着床障碍,造成不孕。受精卵着床不稳固,极其容易流产,导致不孕。

子宫内膜炎还会影响胎儿，可引起畸形、流产、早产、胎膜早破、新生儿感染和日后的生长发育障碍等。

治疗有点麻烦

首先要去除病因，如发现产后或流产后子宫内胎盘残留，恶露不净，要及时清除；宫颈管狭窄或有粘连者，应立即扩宫，以利引流。有的人对避孕环不适应而引起月经失调时，应暂时取出；在去除病因之后，其治疗主要依靠有效、敏感的抗生素，常用庆大霉素、卡那霉素、青霉素类药物连续静脉滴注治疗。局部用药可加用栓剂抗菌消炎。

对于慢性子宫内膜炎，多由于急性子宫内膜炎治疗不及时、不彻底导致；或由机体抵抗力差、病原体产生耐药性和毒力过大所致；医源性交叉感染也是重要致病途径，如因不孕而进行的各项检查、人工授精、损伤局部黏膜，给致病菌以可乘之机。当然，子宫内膜随着卵巢排卵而出现的周期性剥脱，子宫腔内的炎症分泌物可随时顺宫颈口引流，又有利于炎症的康复，故临床许多慢性子宫内膜炎不经治疗即可自愈。

治疗上主张采用综合治疗法，包括：去除病因；月经期使用抗生素，最好先做药物敏感试验，选择对炎症病菌敏感的药物。物理疗法：常用的如超短波、短波透入，中西药物离子透入等，加快局部的血液循环，消除组织水肿。中药清热解毒、化湿消瘀的作用，对于子宫内膜炎有一定的疗效。

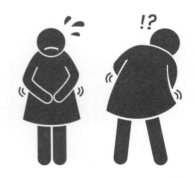

"门户不严" 难生育

子宫弹性非常好，从未孕时的鸡蛋般大小，到胎儿足月时大如篮球，其间变化之大，可谓神奇。可以想象，在此期间子宫腔内压力倍增，那么，是什么支撑子宫内容物不被挤出呢？这就要归功于子宫的门户——宫颈，而宫颈括约肌更是功不可没。

后天性宫颈损伤

各种原因所致的宫颈损伤，是宫颈功能不全的主要发病原因。

宫颈功能不全是指子宫颈内口的括约肌功能失效，使妊娠到一定孕周时，不能抵御宫腔内不断增加的压力而松弛，这是造成早产和晚期流产的重要原因之一。胎儿由于尚未发育成熟，出生后往往很快夭折。

这种原因导致的早产，分娩之前常常没有腹痛等特别不适的症状，可能只在分娩前短时间内出现阴道分泌物增多、下腹不适或腰部酸痛等。由于病情加重，此后早产或流产的孕周将越来越提前。有效的治疗措施是，在孕 16~18 周，或在以往出现状况的孕周前 2~4 周，施行宫颈环扎手术。

引起宫颈损伤的情况常见于扩宫人工流产、引产、分娩、宫颈手术等。因此，对存在这些高危因素的患者，在非孕期可通过宫颈扩条探测等方法进行先期诊断；在孕中期以后，可通过定期超声检测宫颈长度和宫颈管宽度来诊断。

先天性宫颈薄弱

一般认为，宫颈功能不全是宫颈损伤所致。但是，也有一些患者是因为存在先天性的宫颈薄弱。

先天性宫颈功能不全虽不多见，但确实不容忽视。可以对一些容易伴有先天性宫颈功能不全的患者进行相关检查，尽量在孕前明确诊断。例如，对一些子宫畸形，包括严重子宫纵隔、双角子宫、单角子宫、双子宫，子宫发育不良，不明原因的不孕症，月经稀少等患者，可在孕前用探条进行诊断。

为避免漏诊，规定所有不孕症、习惯性流产、准备施行试管婴儿技术者，做孕前的宫腔镜检查时都须常规探测宫颈宽松度，以排查先天性宫颈功能不全。只要孕前明确诊断，孕中期以后可通过定期超声检查宫颈长度，以作早产预测，确定宫颈环扎术的时机，减少乃至避免晚期流产或早产的发生。

小 知 识

何谓"宫颈功能不全"？

宫颈括约肌主要由宫颈内弹性纤维组成，其坚韧的特性使宫颈在宫腔压力不断增加的情况下，仍能保持关闭状态。直到胎儿足月临产，宫颈这神奇之门才逐渐张开，使胎儿经此离开母体。但对于某些女性，由于种种原因，其宫颈变得薄弱或受损，因此，当胎儿生长发育到一定孕周时，宫颈门户会提早开启，从而造成早产或晚期流产。这种情况，医学上称为宫颈功能不全，其原因可为先天性的，也可为后天性的。

宫腔粘连的困扰

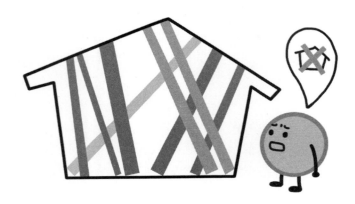

　　宫腔可以比喻为胎儿在母亲体内居住的房子,试想如果房子的四壁挤在一起,完全没有空间供胎儿扎根立足,会是怎样的情形? 不少患者不孕便是缘于宫腔的粘连。

　　子宫腔粘连是指宫腔前后壁部分或全部互相粘连以致宫腔变窄或消失。

　　子宫腔粘连主要是子宫内膜基底层由于手术或病理变化受损伤所致,偶于吸宫或刮宫后发生,子宫内膜结核、严重的子宫腔感染,子宫肌瘤剥出术或剖腹手术后,都可损伤子宫内膜,发生宫腔粘连。

出现这些情况要考虑宫腔粘连

●继发性月经过少、闭经。

●人流或刮宫术后月经过少、闭经并有周期性腹痛。

●不孕。

诊断依据

● 上述主要症状和体征。

● 探查宫腔时觉宫腔较窄或无法探入。

● 子宫输卵管碘油造影,可见宫腔仅部分充盈或完全不充盈。

治疗方法

● 用宫颈扩张器或探针分离粘连。

● 宫腔镜直视下分离粘连。宫腔镜是确诊宫腔粘连的最准确手段。宫腔镜既能诊断宫腔粘连,也能治疗宫腔粘连。在宫腔镜直视下,医生可以用器械将粘连分离和打开,尽量恢复正常的宫腔结构。手术后为了防止粘连重新发生,可能需要在宫腔里放一个节育环,或者使用大剂量的雌激素促进子宫内膜的修复和生长。术后也可给予人工周期治疗一个周期。经手术分离粘连后多采用雌、孕激素人工周期治疗修复内膜。

提醒:如果有女性朋友在做人工流产后发现残留,或药物流产后发现残留需要再次清宫时,如果还未生育可以选择做宫腔镜下手术去除残留,这样就避免了盲目诊刮所导致的内膜受损,而宫腔镜下仅去除残留的部位对子宫内膜可以起到较好的保护作用。

种种"石女"生育忧

"石女"是指女性先天性下生殖道闭锁或缺如,根据异常的部位,包括有处女膜闭锁、阴道闭锁及先天性无阴道。而先天性无阴道,常常伴有子宫发育不全或缺如。

这些女性表现为原发性闭经、性生活障碍、不孕。如果子宫尚有功能者,青春期后有周期性下腹疼痛,如不及时手术纠正,可因经血潴留造成更严重的并发症。

警惕青春期后周期性下腹痛

处女膜是阴道前庭与阴道之间的膜状结构,中央有一个小孔,使阴道分泌物和月经血能够顺利流出。处女膜孔的形状、大小以及膜的厚薄和质地因人而异。

如果处女膜中央密闭没有孔隙,即为处女膜闭锁,或称无孔处女膜,发病率约占女婴的1%。这些患者在新生儿期和婴幼儿期很少被发现,但偶然有少数患者因阴道有大量黏液潴留,使处女膜向外膨出时而发现。这些女孩的身体和性征发育很正常,只是到了该来月经的年龄仍无初潮,称为原发性闭经。

实际上,初潮后的经血积蓄在阴道、子宫腔、甚至经过输卵管逆流至腹腔,所以这些女孩在青春期后出现周期性下腹疼痛,大约1个月左右发作一次,呈进行性加重,严重时伴有便秘、肛门坠胀、尿频或尿潴留。检查可见处女膜膨胀呈紫蓝色,在向下按压下腹部时更为明显。

B超检查可见阴道和子宫内有大量的液性暗区。如果处理过迟,积蓄在盆腔的血液越来越多,形成包块,造成盆腔和输卵管粘连,可导致结婚后不孕。

有些患者,逆流的经血在盆腔中种植,演变成能在盆腔产生月经的另外一种病变,叫作子宫内膜异位症,也是以后导致不孕的重要原因。处女膜闭锁的处理并不困难,幼女期无须处理,青春期及早做处女膜切开术,以使每月的经血引流通畅。

先天性无阴道生育困难

先天性阴道发育异常包括多种类型,其中很多对性生活和生育有不同程度的影响。

1. 先天性无阴道。主要表现为原发性闭经和性生活困难,因为卵巢的发育多数正常,故其第二性征的发育并没有异常,但这些患者的子宫多数不发育或缺如,治疗可以行人工阴道重建术,以解决性生活问题,但没有生育的可能。

2. 阴道闭锁。阴道上段及子宫多发育正常,仅下段有 2~3 厘米的闭锁,至青春期后其临床表现与处女膜闭锁相似,但处女膜没有外膨,阴道内包块的位置也较高,处理应及早切开闭锁的阴道,引流积血,并行阴道整形。

3. 阴道横隔。可发生于阴道内的任何部位,隔的厚薄不一,1 厘米左右,横隔没有孔者,称为完全性横隔,其症状与阴道闭锁相似;横隔有孔者,称为不完全性横隔,没有阴道积血的表现。阴道横隔的位置偏低者,可出现性生活不满意。阴道横隔的处理不难,行切开术即可。

4. 阴道纵隔。完全性纵隔形成双阴道,多同时存在双子宫和双宫颈,一般没有症状,不需处理。不完全性纵隔,可能妨碍性生活和阴道分娩,应做切开术。如果纵隔偏向一侧,成为阴道斜隔,该侧阴道完全闭锁,经血潴留,应做切开术。

PART 2 ▶
输卵管性不孕

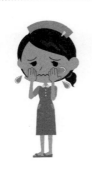

印象中孕事只和精子、卵子、子宫相关,输卵管这条通道常常不为人知。殊不知,很多不孕和宫外孕可能就与这条通道相关。

女性不孕,有 20%~30 % 是输卵管因素所致。一旦产生输卵管阻塞,即使卵子已经受精,也无法进入子宫,便不能受孕;如果胚胎停留在输卵管内发育,则可能成为危险的宫外孕。

谁堵了你的**输卵管**

其实从另一个角度而言,生命真正起航的通道缘于输卵管。

你不认识的输卵管

输卵管是精子和卵子受精的场所,也是向宫腔运送受精卵的通道。输卵管内侧与子宫相连,是一对细长而弯曲的肌性管道;外侧是游离的伞端,与卵巢相近,输卵管的全长 8~14 毫米。其中,输卵管外侧的伞端部分负责捕获卵巢排出的卵子,然后通过输卵管管道运输,并在输卵管与精子结合形成受精卵。输卵管管腔内壁有很多小绒毛样结构的纤毛,这些纤毛可以摆动,协助输送受精卵至宫腔着床。输卵管肌肉层也可以收缩,就是说输卵管会蠕动,输卵管通过蠕动及纤毛的摆动,把受精卵即胚胎运送入宫腔。因此,如果输卵管伞端闭锁,无法拾卵,又或者输卵管的管腔有阻塞,就像道路堵塞了,车流无法通过,则无法到达目的地。如果是完全堵塞,卵子无法通过与精子"约会",则形成不孕。如果是通而不畅,就算是精子和卵子结合了,受精卵也无法顺畅输送到子宫着床,就会在输卵管上着床形成异位妊娠。

"塞车"的主要原因是感染

引起输卵管阻塞的最主要原因就是感染。

此外,特别提醒女性朋友,如果出现阴道炎要及时、规范、彻底治疗,否则引起阴道炎的致病微生物可以上行感染,引起输卵管阻塞,甚至积水。

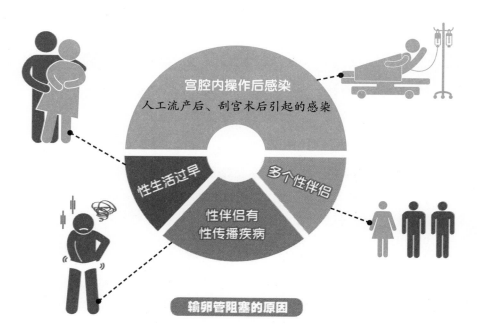

宫腔内操作后感染
人工流产后、刮宫术后引起的感染

性生活过早

多个性伴侣

性伴侣有
性传播疾病

输卵管阻塞的原因

输卵管检查**手段大PK**

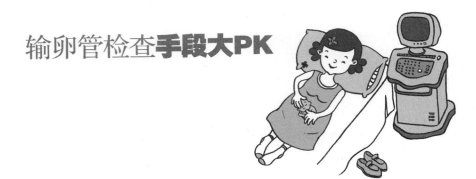

　　既然输卵管的畅通与生育如此息息相关,临床上通过怎样的方法检查输卵管是否存在问题呢?

　　目前主要有三种方法:超声下输卵管通液、子宫输卵管碘油造影以及宫腹腔镜的检查。医生会综合患者各方面因素进行选择。

子宫输卵管碘油造影

　　将一根通液管置入宫腔,以人工或机器注入宫腔内造影剂。一边注药,一边动态摄片。

优点

　　能明确每一侧输卵管的畅通情况,造影也适用于子宫畸形的检查。造影有治疗作用,对于输卵管的膜性粘连有通畅作用。较重的粘连则无效。因此,此方法是最常用的检查手段。

缺点

　　碘过敏者不适用,要接受X光照射,做完该项检查通常建议至少隔3个月再试孕。操作时可能出现疼痛。

超声下通液

在超声下观察,将一根通液管放入宫腔,用注射器或者机器将生理盐水注入宫腔,人工或机器感受其压力,据此判断输卵管是否通畅。在有些基层医院只做单纯的输卵管通液,凭操作者的主观判断,一般不推荐使用。

优点

操作简单、微创,花费少,适用于对碘过敏者,不接受X光照射,当月可试孕。

缺点

输卵管的观察不像造影那么容易,极大地依赖于医生的熟练程度。

宫腹腔镜检查

在腹腔镜的直视下,子宫输卵管通液,可清晰显示输卵管外形,伞端有无闭锁、粘连、积水,可清晰显示输卵管通畅情况,并可同时检查盆腔情况及子宫外形、卵巢情况。联合宫腔镜可同时检查了解宫腔形态、子宫内膜情况。宫腔镜与腹腔镜联合可以诊断治疗各种子宫畸形、输卵管异常。

优点

检测结果直观显示,可同时了解盆腔、输卵管、卵巢外形及宫腔情况,并同时起到治疗作用。

缺点

需要住院,在全麻下操作,费用高。

治疗多管齐下

腹腔镜:可以直接确诊输卵管积水,在腹腔镜下可以看到伞端和周围粘连的情况,但是由于腹腔镜是有创检查且费用昂贵,不是首选检查,多在造影确诊后治疗时应用,而且多与宫腔镜配合使用;对远端积水的患者进行输卵管伞端再造和整形,通常也能达到治疗效果。腹腔镜治疗后2年内,正常受孕的概率还是很高的。

当然,对于输卵管间质部、峡部阻塞引起的不孕,现在还有比较流行的介入治疗:一般要求患者在月经干净后3~7天,术前3天禁止性生活,检查血常规、凝血四项、白带常规,检查结果均正常才可进行此手术。术后保持外阴清洁,禁性生活、盆浴2周。术后不要做过多的医疗干预,比如通液等,这样不仅起不到治疗的作用,还会加重感染引起再次粘连,其间可以超声下监测卵泡并适时安排性生活来增加怀孕的机会。术后6个月仍未怀孕者,应进行子宫输卵管造影检查,了解输卵管是否重新粘连。

由于形成输卵管不通的病因不同,梗阻的程度、部位、性质不同,其治疗方法和治疗预后亦不同。临床上有些患者进行宫腹腔镜联合输卵管整形后,因为担心不通畅,常常在下个月月经干净3天后即开始进行通水,这是有必要的,但多次进行通水却是完全没有必要的。有些基层医院,治疗输卵管炎没有统一的规范,常常给患者反反复复进行通水或造影,以检测输卵管是否通畅。输卵管重复通水,一方面可能会增加感染机会,同时可能损坏输卵管自身的蠕动和纤毛的摆动;另一方面,重复通水还可能是输卵管积水的诱因。出现输卵管积水后,影响受孕是必定的,从而形成恶性循环。

不孕女性，半数有支原体感染

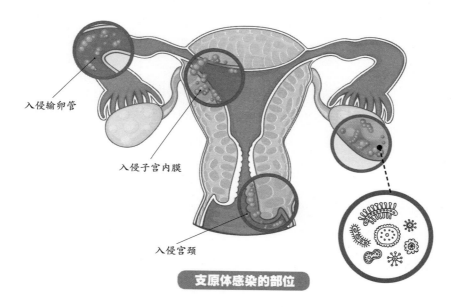

入侵输卵管

入侵子宫内膜

入侵宫颈

支原体感染的部位

　　导致女性不孕的原因有很多，其中不容忽视的原因之一就是输卵管阻塞。而导致输卵管阻塞最常见的原因之一，则是解脲支原体感染。

解脲支原体是生殖道里的"原住民"

　　解脲支原体其实是女性生殖道里常驻的微生物，它在正常育龄女性生殖道中的检出率可高达 30%。当人体抵抗力下降，或因性生活不洁等原因导致生殖道菌群紊乱时，解脲支原体会快速繁殖，从而导致炎症的发生。

　　近年来，有数据显示，不孕症女性的解脲支原体阳性率达 52.2%，尤其是曾有流产史(药物流产、人工流产或引产)的不孕女性,其解脲支原体阳性率达 57.9%。

每个怀孕环节,都能被破坏

解脲支原体一旦引起炎症反应,就可能在多个环节影响女性怀孕。

入侵宫颈部位

宫颈是精子进入宫腔的第一个关卡,宫颈黏液的分泌量、黏稠度如出现问题,精子将被拒于宫颈口之外。解脲支原体会使女性的宫颈黏液性质发生改变,宫颈口粘连,这样一来,精子就难以通过宫颈口奔向卵子。

这时,只有活动力强、"游泳技术高超"的精子才能快速地穿过宫颈黏液进入宫腔,直奔"招亲地点"——输卵管壶腹部。解脲支原体会刺激女性的免疫系统产生抗精子抗体,使精液自身凝集不液化,这相当于把精子困在精液里,根本游不动。

入侵子宫内膜

当解脲支原体跑到子宫腔里大量繁殖时,子宫就会出现内膜炎,这样即使有受精卵来,子宫腔也是没有条件"收留"受精卵的,而受精卵"无家可归"的结果就是不能继续发育,自然就不能形成胎儿了。

入侵输卵管

解脲支原体还可以侵入输卵管,引起输卵管炎。输卵管的纤毛因此被破坏,输卵管的蠕动功能就会出现问题,并失去拾卵和运输卵子的能力。

要知道,发育成熟的卵子排出后,会被输卵管形似五指张开的伞部捡到,并借助输卵管纤毛的摆动向子宫方向移动。卵子那圆圆胖胖的身体要通过输卵管这条"隧道"进入子宫,需要约 80 个小时。因此,大部分时间,卵子都是停留在输卵管比较宽敞的一个地方(壶腹部)耐心地等待"白马王子"的到来。

如果输卵管不畅通,纤毛被破坏,精子和卵子就无法顺利通过,从而引起输卵管性不孕。严重的输卵管炎症还会导致输卵管伞端粘连闭锁,这相当于卵子进入输卵管的大门被封了,这时就算精子游得再快再好,也没办法和卵子相遇。

不给解脲支原体大量繁殖的机会

由于解脲支原体是女性生殖道里常驻的微生物之一,因此,广大女性应该提高警觉,不要给解脲支原体大量繁殖的机会。

具体的做法是:首先,不要将阴道冲洗作为常规保健,因为阴道冲洗会改变阴道的酸碱度,使局部抵抗力下降,这样可能使解脲支原体有机会作怪。其次,目前有专家认为,人工流产等宫腔操作,可能是解脲支原体上行感染、导致输卵管阻塞的重要因素。因此,女性朋友应该做好避孕措施,尽量不做人工流产等宫腔操作。

是否要治疗,看 DNA 量

解脲支原体阳性是否需要给予药物治疗,要看 DNA 的量。当宫颈分泌物检测的解脲支原体－DNA 定量 $\leq 1.0 \times 10^6$ 拷贝数时,说明可能是无症状带菌者,也可能是混合其他病原体感染,可严密观察,无须用药。

若解脲支原体－DNA 定量 $\geq 1.0 \times 10^6$ 拷贝数,则考虑单纯感染,应先进行药敏试验,再根据药敏结果选择最敏感的药物进行规范、足量、合理的治疗,避免盲目用药。

PART 3 ▶
内分泌失调性不孕

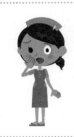

女性生殖系统有赖于下丘脑－垂体－卵巢轴,这些部位之间相互调节、相互影响,形成完整而又协调的系统。女性内分泌失调性不孕主要包括以下几种常见疾病:多囊卵巢综合征、高泌乳素血症、排卵障碍、卵巢早衰、子宫内膜异位症等。

"多囊"的**生育窘境**

卵巢,被视为生命之源,很多人耳熟能详。但在卵巢两字前加上"多囊",估计不少人会感到陌生。然而,正是这两个字,在妇产科特指多囊卵巢综合征(PCOS)。这种疾病让不少女性面临不能生育的窘境。

多囊卵巢不等同于多囊卵巢综合征

在很多人看来,多囊卵巢综合征顾名思义就是卵巢的多囊样改变,实际不然。临床上多囊卵巢(PCO)是指超声检查对卵巢形态的一种描述,即早卵泡期(月经规律者)或无优势卵泡状态下阴道 B 超显示,一侧或双侧卵巢中直径 2~9 毫米的卵泡 ≥ 12 个,和 / 或卵巢体积 ≥ 10 毫升。在青春期及育龄期女性的发病率为 16%~22%。多囊卵巢综合征则是指以持续性无排卵、高雄激素和高胰岛素血症及胰岛素抵抗为特征的内分泌异常综合征。

1935年,Stein和Leventhal两位科学家首次报道,将该病归纳为"闭经、多毛、肥胖及不孕"四大病症,故又称Stein-Leventhal综合征。

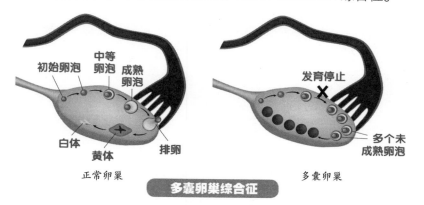

多囊卵巢综合征

2003年5月,欧洲人类生殖与胚胎协会(ESHRE)和美国生殖医学会(ASRM)出台了荷兰鹿特丹专家会议标准:①稀发排卵或无排卵;②高雄激素血症的临床表现和/或高雄激素血症;③多囊卵巢。上述3条中符合2条,并排除其他致雄激素水平上升的病因,如先天性肾上腺皮质增生、库欣综合征、分泌雄激素的肿瘤等,以及其他引起排卵障碍的疾病,如高泌乳素血症、卵巢早衰和垂体或下丘脑性闭经,以及甲状腺功能异常等,即可诊断为多囊卵巢综合征。

2011年12月1日,我国开始实施的卫生行业标准——多囊卵巢综合征诊断(Ws 330-2011)标准:①月经稀发或闭经或不规则子宫出血(必需条件);②高雄激素的临床表现或高雄激素血症;③超声表现为PCO。符合①②和/或③仅为疑似PCOS,确诊须排除其他可能引起高雄激素的疾病和引起排卵异常的疾病。

因此，多囊只是终期卵巢病理改变，其核心是高雄激素血症及胰岛素抵抗，并非所有 PCOS 患者都有卵巢多囊样改变。反之，若超声提示"卵巢多囊"也不一定就是 PCOS，尚需结合病史及血清学测定等进一步诊断。女性朋友们大可不必因此而紧张，但需引起重视。

近一成女性终身受困

据国内文献报道，多囊卵巢综合征是育龄期女性常见的内分泌代谢疾病，发病率高达 5%~10%，在临床妇科内分泌疾病患者中占 20%~60%，在闭经妇女中约占 25%，在因不孕症行体外受精－胚胎移植技术助孕的患者中约占 50%。

如上所述，多囊卵巢综合征有多种表现，对女性的影响涉及多方面，需要终身管理。PCOS 造成肥胖、多毛、痤疮等，导致月经稀发、闭经；育龄期女性可能因此不排卵，不易怀孕。即使怀孕了，多囊女性也容易发生流产，且在妊娠期易出现高血压、糖尿病等妊娠并发症。青春期发病的 PCOS 患者，卵巢癌发生率升高 2.5 倍，高血压、子宫内膜癌、不孕症的发生率均升高，妊娠期高血压疾病发生率升高 3~5 倍。这些并发症都是在后期的生活中逐渐出现，并不是马上就可以看得见的，因此，很多患者不以为意，任由疾病发展，错过了阻止其进一步发展的机会，这是得不偿失的。

尽早解决生育问题是关键

有不少女性来妇科就诊，总是纠结于如何调整月经或者如何去痘、去毛等。殊不知，对于育龄期女性，尽快生育才是关键。因为随着年龄增长，不孕症发生概率将会增加。

在 PCOS 患者中，排卵障碍是不孕的首要原因。针对有生育要求的 PCOS 患者，可以直接用促排卵药诱导排卵，目前使用较多的药物是克罗米芬，也叫氯米芬，临床上简称"CC"。CC 的促排卵治疗可以让

30% 左右的患者在 3~6 个月的促排卵治疗后成功怀孕。

部分患者会对 CC 出现抵抗，用药后依然没有排卵，或有排卵也难以妊娠。此种情况可以考虑打促性腺激素针，在半年到 1 年内，能获得 50% 左右的妊娠率。但运用促性腺激素时，发生卵巢过度刺激综合征的概率较高，必须在医生的严格指导下进行一系列的监测。

多囊的孕育土壤需要改善

怀孕是由多个复杂的环节构成的，除了卵细胞、精子这些"种子"外，还要考虑播种的"土壤"问题，而这个"土壤"就是女性的子宫内膜。只有子宫内膜的条件够好，受精卵才能顺利着床植入发育。而 PCOS 患者因排卵障碍，长期处于雌激素刺激、孕激素不足的状态，所以子宫内膜可能增生过长，需要用孕激素进行调节。由于某些患者雄激素高且黄体生成素(LH)高，在促排卵治疗前，可能要接受 3~6 个月的短效口服避孕药进行周期的调整。合并其他不孕因素时，可行腹腔镜检查。腹腔镜同时具有检查和治疗的功能，能让医生更好地发现生殖系统是否有其他异常。

控制体重是一辈子的事

常常听到这样一句口号——"减肥是女人一辈子的事"。这句话对于多囊卵巢综合征患者而言有特别重要的意义。由于存在糖代谢障碍，不少 PCOS 患者有体重增加的情况。这些体重增加的 PCOS 患者，出现并发症的概率更高，排卵的问题也更严重，治疗难度相对更大。在 PCOS 治疗中，控制体重不但是首要的，而且是最重要的。

大部分患者通过锻炼、饮食调节，甚至口服药物等方法，将体重控制在目标范围内，很多相应症状也得到了很好的改善，例如月经的情况，以及排卵的概率也相应提高。

因此，多囊患者要想有好"孕"，对自身体重的控制是至关重要的。

不孕可能与**高泌乳素相关**

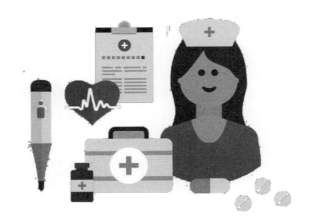

如果有闭经、泌乳、不孕发生,就要查查泌乳素的水平了!

泌乳素是垂体分泌的一种激素,正常情况下在非哺乳期时,泌乳素维持在一个非常低的水平,非哺乳期的女性也不会有泌乳或溢乳的症状。

我们知道催乳(激)素(PRL)其主要功能为促进泌乳。从妊娠7周开始增多,随妊娠进展逐渐增量,妊娠足月分娩前达到高峰,约200微克/升,为非孕女性10微克/升的20倍。

高泌乳素血症是在垂体水平发生的问题

大家也许还不太清楚,我们女性的月经是受到很多因素影响的,最主要的是下丘脑－垂体－卵巢轴,在任何水平上发生问题,都可以导致闭经或月经不调。高泌乳素血症就是在垂体水平发生了问题。

垂体前叶的各类腺细胞增殖后，都有可能成为各种类型分泌亢进的垂体腺瘤。常见的有因催乳细胞增殖分泌过多的泌乳素（ PRL ），造成闭经—泌乳综合征的垂体泌乳素腺瘤。

闭经泌乳可能是高泌乳素血症

如果一位女性，既往月经周期正常，但不明原因出现 3 个月经周期不来潮，或 6 个月不来月经，伴有有泌乳或溢乳现象时，就要去妇产科或内分泌科检查，以诊断是否患有高泌乳素血症了。

一般情况下，医生会仔细询问你的病史（ 包括月经史、生育史 ），进行体格检查和妇科检查，抽血查性激素水平和泌乳素水平。如果发现后者水平升高，建议做头颅影像学检查，帮助诊断是否出现垂体肿瘤。发生垂体肿瘤时，建议去眼科做视野的检查。

总之，为诊断高泌乳素血症需要做很多项目的检查，也只有这样才能更好地决定如何去治疗高泌乳素血症。

不孕不育也可能是高泌乳素血症作怪

有时候，有的女性是发现自己不怀孕时，经过检查才发现原来是得了高泌乳素血症。因为当血泌乳素水平升高时，会影响卵巢功能，造成为闭经、溢乳。

所以上面提到的垂体肿瘤、高泌乳素血症是导致女性不孕不育的原因之一。

溴隐亭是首选药物

高泌乳素血症并不可怕，目前也有很好的治疗方法，包括保守药物治疗和手术治疗等。

大部分患者可应用药物治疗，首选药物为溴隐亭。溴隐亭是多巴胺激动剂，与多巴胺受体结合，可以抑制泌乳素（PRL）的合成和分泌，缩小肿瘤。用法为 2.5~5 毫克 / 天。

服用溴隐亭药物的女性要定期测定泌乳素的水平，以观察疗效。准备怀孕时，要咨询内分泌医生是否可以停药。有时在妊娠期间也可能会同时服用溴隐亭，但一切都要听从医生的吩咐。

垂体大腺瘤症状明显的可能还需要手术治疗。

妊娠期间，垂体功能会加强，分泌更活跃，此时，也要注意原有的一些症状是否又重新出现或加重，比如泌乳、头痛、视野改变等，因此还是需要做进一步诊断和治疗的。

妊娠后泌乳素也会有一定升高

妊娠后泌乳素会有一定的升高，因为胎盘也可以分泌一定的人胎盘催乳素（HPL），这是随着孕周的进展而变化的。但当发现泌乳素（PRL）水平异常增高时，还是会对妊娠有一定的影响，除了不容易怀孕以外，还会造成流产等不良后果。

提醒：值得注意的是，闭经也有许多其他的原因需要鉴别。乳头溢液时，也需要去乳腺外科检查，以诊断是否有乳腺肿瘤。

排卵障碍，
无米之炊

如果女性的排卵存在障碍，胎儿的"种子"无法形成，就更谈不上"生根发芽"了。

排卵障碍是女性不孕症中常见的原因，在不孕症患者中的发病率可达20%~30%。排卵障碍是指不能排出卵子，包括完全没有排卵、很少排卵或是不规则排卵。

下丘脑因素：如颅内肿瘤、外伤、颅内感染等。

垂体因素：如垂体肿瘤、垂体损伤以及前一节讲到的高泌乳素血症等引起的无排卵。

其他因素：如甲状腺、肾上腺功能失调以及重症糖尿病等也可能影响卵巢功能而导致不孕。

卵巢因素：如先天性的卵巢发育不全、各种原因引起的卵巢早衰、卵巢肿瘤、多囊卵巢综合征。

排卵障碍最常见的原因是内分泌紊乱，引起排卵障碍的原因很多，因排卵障碍的病因复杂，临床表现也多种多样。

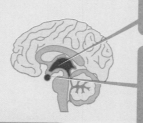
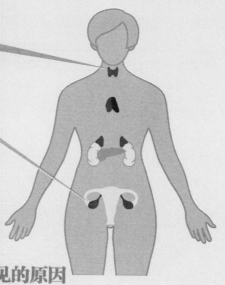

排卵障碍常见的原因

诊断依据很直接

一般而言,不同原因造成的排卵障碍,可表现为类似的症状,患者通常是因没有月经、月经不规则或稀少,或因婚后不孕来看医生。有些症状和体征是在医生的检查和问诊中发现的。对于排卵异常伴随的症状和体征有一定了解,则有助于患者自我发现,及时就诊,如闭经、月经周期不规则、月经稀少、肥胖、严重体重下降、溢乳、多毛、粉刺痤疮等。

排卵可依据基础体温、宫颈黏液评分、生殖激素测定、B超监测等来进行诊断(详情见本书"检查篇")。

就诊医生必须问好病史,进行体检,对所获信息进行综合分析,结合辅助检查作出判断。

促排卵治疗,不能擅自使用

排卵障碍的有效治疗是促排卵治疗。

促排卵药物种类繁多,克罗米酚就是一种最常用的促排卵药物,另外还有许多促排卵药物,这些药物通过不同机理产生效果。

促排卵药物的使用应是慎重的,滥用不但不能达到治疗效果还会导致不良后果,因此,要在医生指导下使用。建议患者到正规医院就诊,医生会根据每一对夫妇不育的具体情况制定有效的处理方案,具体到每一个患者需要用哪种药物应根据患者当前的激素水平、年龄、以往对促排卵药物的反应及其他具体情况而定。

关于擅自使用促排卵药物的危害,本书后文将详细讲述。

危险的 "多仔丸"

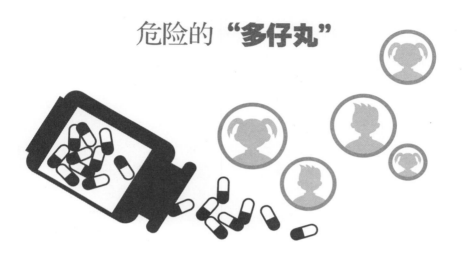

"多仔丸"是香港、广东一带的俗称,通常指医学术语为"氯米芬"或"克罗米酚"的一种用于促排卵治疗的处方药物,常被医生用于有排卵障碍患者的治疗。然而民间却有些人企图通过使用"多仔丸"来达到生双胞胎的目的。

"多仔丸"的初衷不是"多仔"

对无排卵妇女用药物进行卵巢刺激,形成正常的排卵周期来恢复正常的生育功能,在医学上称为诱导排卵。首选的为促排卵药物(该药物也被用于治疗男性的少精症),本意是希望模拟生理周期,成功刺激单卵泡发育,不出现并发症。但是,由于个体差异,总会出现并发症的。

据近年统计,应用药物诱发排卵,双胎和多胎妊娠的概率可高达20%~40%。如果是迫不得已的医疗干涉导致了多胎,那只能正确面对、积极处理了，因为不育夫妇想要一个孩子的这种迫切需求，使得这种冒多胎带来的风险不存在医学伦理方面的问题。

别再和上天玩"危险游戏"了

氯米芬是一类处方药，必须由专科医生开出处方才可购买。俗话说，是药三分毒。氯米芬的不良反应包括：潮热、恶心、呕吐、皮肤皮疹反应、乳房触痛、可逆性脱发、宫外孕风险增加、多胎，服用氯米芬超过 12 个月卵巢癌风险增加。此外还可能发生卵巢过度刺激综合征，出现卵巢肿大、腹水、腹痛等，严重者可导致死亡。发生了卵巢过度刺激综合征，必须及时就医。当然，"多胎"对某些人来说不是不良反应，而是正中下怀。且不说这些被治疗者所期望的双胎未必一定出现，单就这些不良反应以及怀上双胎甚至多胎所面临的翻几倍的风险，这些人真的知情吗？多胞胎的流产率高、低体重儿率高、危产儿死亡率高，新生儿发育智力也有可能受影响。另外，母体营养跟不上则胎盘前置发生率高，产前出血、感染、羊水过多、妊娠高血压等并发症都会相应增加，难产率、剖宫产率也较高。

只能说，人为干预产生多胞胎是人类和上天玩的一场"危险游戏"。玩与不玩，聪明的看家自行判断。

提醒： 氯米芬致畸性是 X 级的，危险性最大。在美国，FDA 根据药物所具有的不同程度的致畸危险，将妊娠药物分五级：A、B、C、D、X。氯米芬属于 X 级，即表示危险最大。

拯救**早衰的卵巢**

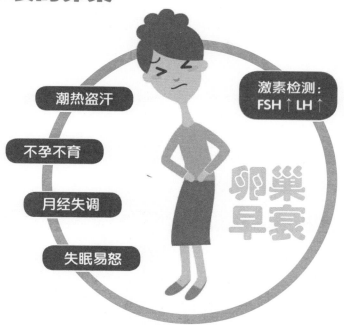

潮热盗汗

不孕不育

月经失调

失眠易怒

激素检测：
FSH↑ LH↑

卵巢
早衰

卵巢早衰，对女性来说是一种很不幸的疾病。顾名思义，该病是指尚未到更年期的妇女，由于各种原因，卵巢功能提早出现衰退，以致40岁之前自然绝经，不但没了生育能力，还像更年期女性一样，承受着因卵巢激素衰退所带来的生理和心理上的紊乱。

卵巢早衰有征兆

在绝经之前，卵巢早衰患者往往表现为月经失调、不孕或不育、绝经期症候群，性激素测定显示雌激素水平低下、垂体卵泡刺激素和黄体生成素明显升高。有的临床症状更是不典型或不明显，但垂体激素改变的情况却很普遍，有些患者就只出现垂体激素改变的症状。

发病原因多种多样

卵巢早衰病因很复杂，包括遗传因素、先天性酶缺乏、物理化学性损伤、免疫因素、促性腺激素分泌异常或作用障碍等，还有部分原因不明，称为特发性卵巢早衰。

人工周期的救赎

迄今为止，该病的治疗还是一个很棘手的问题，临床上常用人工周期疗法补充卵巢激素，替代卵巢功能，从而解决卵巢衰竭所引起的生理和心理困扰。但此法需长期服药，且不能解决患者的生育问题。

免疫因素日益引起重视

近年来，随着生殖免疫学的发展，经研究发现，某些卵巢早衰患者同时存在着一定程度的免疫紊乱，比如，外周血中抗卵巢抗体阳性、自然杀伤细胞$CD19^+$比例明显增高等。而她们在经过适当的免疫治疗后，的确改善了病情，甚至解决了生育问题，在临床不乏成功例子。

所以，在此建议，非物理化学损伤所致的卵巢早衰患者，当有生育要求时，不妨尝试一下生殖免疫方面的检查和治疗。

子宫内膜异位症——**到处乱跑的子宫内膜**

子宫内膜异位症是指子宫内膜生长在子宫腔以外的其他部位，从而引起各种症状。

内异症容易引起不孕和流产

内膜常异位于盆腔腹膜、卵巢、子宫骶韧带、剖宫产手术瘢痕等，主要见于育龄妇女。子宫内膜异位症从多个方面影响不孕，影响排卵和黄体功能；引起盆腔粘连，输卵管扭曲、阻塞；对精卵和胚胎有毒害作用；改变体内的免疫功能和子宫腔环境，不利于孕卵着床。

近年来，该病发病率越来越高，已成为妇科常见病，40% 的患者伴有不同程度的不孕，50% 的患者有痛经和下腹痛，也可以没有任何临床表现。而不孕症患者中，约 30% 的原因是子宫内膜异位症。

另外，内异症患者常发生反复性流产。

腹腔镜检查是金标准

结合育龄妇女有进行性痛经和／或不孕史，妇科检查时扪及盆腔内有触痛性硬结或子宫旁有不活动的囊性包块，可初步诊断为内异症。超声和 MRI 等影像学方法可用于有子宫内膜异位囊肿的患者的检查。

子宫内膜异位导致的不孕，一般建议做腹腔镜检查，腹腔镜是诊断盆腔内异症的金标准。并且，通过镜下手术清除盆腔病灶，分离粘连，恢复盆腔各器官之间的正常解剖关系，这样患者才可能恢复生育能力。

手术治疗是把双刃剑

子宫内膜异位症合并不孕症治疗原则是早期诊断、早期治疗，一般认为对初发的、大于 4 厘米的卵巢异位囊肿应先做腹腔镜手术，以降低感染风险，改善取卵条件，然后再行助孕治疗。

但是，手术也是一把双刃剑。卵巢巧克力囊肿剥除手术，对卵巢储备功能会产生一定的影响，一定程度上减少卵巢的窦卵泡数，使患者的受孕能力下降。同时，子宫内膜异位症的术后复发率较高，每年约 10% 左右。

因此，年轻的且病情轻的患者在手术后，建议尽快准备怀孕，可以每 3 天同房，或超声监测排卵情况，指导同房时间。如果试孕半年未孕，建议求助于生殖医生。

而不打算怀孕的年轻女性，如无禁忌证，建议长期服用避孕药以推迟复发。

年龄大于 35 岁的女性，或是病情重的患者，建议直接咨询生殖医生，根据男方精液情况和女方输卵管情况，决定采取哪种助孕技术提高妊娠率。如宫腔内人工授精或体外受精－胚胎移植试管婴儿（详见后文）。

小结

对于不孕病人，若经短期药物治疗半年仍不能受孕，可在腹腔镜下清除病灶，再行促排卵使之尽快受孕。至于术后是否用药，则要根据病灶能否完全清除而定。若以上治疗均不能奏效，还可考虑做试管婴儿。

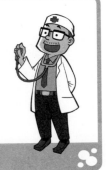

PART 4 ▶
免疫性不孕及复发性流产

人体的免疫系统是一个极为复杂的系统，在维持机体的稳态和健康方面起着重要的作用。免疫性不孕是指不孕患者排卵和生殖道功能正常，未发现致病因素。配偶精液常规检查在正常范围内，但是有抗生育免疫证据存在。正常的性生活情况下，机体对生殖过程中任一环节产生自发性免疫引起的不孕。

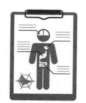

目前，常见的包括自身免疫性不孕以及同种免疫性不孕。其中自身免疫因素主要有如抗精子抗体、抗心磷脂抗体、抗子宫内膜抗体等。同种免疫性因素主要有血型抗原系统以及封闭抗体因素等。

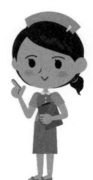

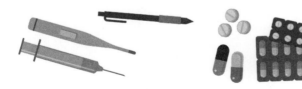

抗精子抗体是咋回事

抗精子抗体的滴度越高,精子发生凝集和停止运动的现象越严重。我们可以想象,当精子凝集成团或者停止了向前运动,如何能穿越重重障碍与卵子相会呢?

在病理状态下,人体免疫识别功能发生错误判断,或者人体组织在某种外因诱发下发生某种改变,造成免疫系统对自身组织发起攻击,使自身组织遭到损伤和破坏。这就是自身免疫性疾病,例如红斑狼疮、免疫性肾病等。

另外,人体有些组织由于某种屏障隔绝,不能被免疫系统识别。例如精子的抗原发生在个体发育后期,晚于免疫耐受期,所以精子特异抗原具有自动和同种免疫原性。并且在正常情况下,由于解剖学原因,精子是与血循环系统隔绝的,从来没有与淋巴细胞相遇,所以不会发生免疫反应。一旦由于生殖道损伤或炎症,使它们相遇,则会发生免疫反应,产生抗精子抗体。

男性不育患者血液中发现抗精子抗体

20世纪50年代有医生发现在不育男性血液中存在一种"精子凝集素",后来被人证实这就是抗精子抗体。经过大量临床测定,发现在5%~10%的不育男性的血液和精浆中确实存在精子凝集抗体和精子制动抗体。

抗精子抗体主要通过以下机制影响生育。

引起精子凝集成团，使精子的活动力大受影响。

有细胞毒反应，能使精子死亡或不动。

阻止精子穿过宫颈黏液，干扰精子获取能量。

影响胚胎的发育，从而导致流产或胚胎死亡。

抗精子抗体影响生育的机制

女性也可能产生抗精子抗体

正常情况下妇女不会产生抗精子抗体，但是在某种情况下，可能由于女性生殖道的炎症和损伤，在女性血清和宫颈黏液中也会产生抗体。这种抗体的存在会阻碍精子穿透宫颈黏液和受精。

治疗，男女各不同

多项研究已经证实，抗精子抗体可以引起男女不育。建议那些不明原因的不育夫妇检查是否存在抗精子抗体。

抗精子抗体的全身系统治疗方法是用强的松等肾上腺皮质激素抑制免疫反应。

另外，对男性还可以用培养液洗涤精子后再进行人工授精。对于女性则可以坚持使用避孕套 3~6 个月，避免女性生殖道与精子接触，待体内抗精子抗体的滴度下降或消失后再停用避孕套性交，才有可能怀孕。

此外，中药对治疗抗精子抗体引起的男女不育也有一定的作用。

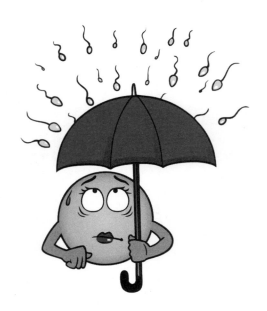

神秘的**抗磷脂抗体**

　　磷脂是细胞膜中的重要成分,它对细胞功能的发挥起着重要作用,而当抗磷脂抗体形成后,能破坏细胞膜上的磷脂成分,导致细胞损伤。尤其是胚胎循环的毛细血管上皮细胞,当它受到损伤时,将激发血液中的凝血系统,导致血液凝固过快,形成血栓,使供应胚胎营养的血液循环障碍,胚胎由于缺血缺氧而死亡。

　　另外,磷脂对受精卵在子宫内膜的黏附、着床和植入同样功不可没。因此,当抗磷脂抗体呈阳性时,将导致胚胎在子宫壁上的附着不牢固,引发习惯性流产,或造成不孕或试管婴儿失败。

　　磷脂是个大家族:人体内的磷脂有几十种,但只有六种与生殖功能的关系比较密切,它们分别是心磷脂、磷脂酰乙醇胺、磷脂酰甘油、磷脂酰肌醇、磷脂酰酸和磷脂酰丝氨酸,目前各大医院所检测的大多只有抗心磷脂抗体一种,因此,对于抗心磷脂抗体阴性的习惯性流产者,仍不能完全排除其他抗磷脂抗体的存在。另外,机体内的组织细胞受损时,也会出现抗磷脂抗体阳性,比如病毒感染、流产、系统性红斑狼疮及风湿性关节炎等。所以说,抗磷脂抗体既是流产的原因,也是流产的结果。这就提醒我们,在诊断时必须反复地检测和分析。

　　治疗很谨慎:由于抗磷脂抗体引起流产的主要原因是血液凝固过快,因此,治疗上主要是采取血液稀释剂,也就是抗凝血药物,常用的是肝素和阿司匹林。由于肝素不通过胎盘,故对胎儿相对安全;而阿司匹林在孕期属慎用药物,通常会使用小剂量的治疗方法,对胎儿也是相对安全的。

血型惹的祸

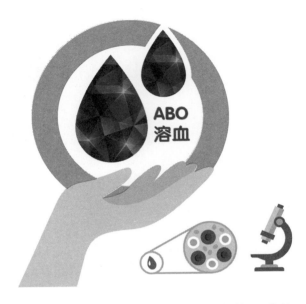

　　胎儿的血型系统是由父母双方各提供一半的血型染色体组成的一个新的血型系统,即胎儿的血型由父母双方的血型基因决定。

最常见的两种血型系统

　　母婴血型不合主要有 ABO 型和 RH 型两种。当母亲血型为 RH 阴性、胎儿为 RH 阳性时,母亲可因 RH 致敏产生抗体,此抗体经胎盘进入胎儿血液引起溶血。同样,当母亲为 O 型血,胎儿为 A 或 B 型时,母亲体内可产生抗 A 或抗 B 抗体,随血流进入胎儿体内就可能产生溶血。由此可见,引起胎儿 RH 型溶血,其母亲血型一定为 RH 阴性,其父为 RH 阳性,胎儿亦 RH 阳性时才能发病。若父亲为 RH 阳性,胎儿为 RH 阴性时就不会得病。同理,ABO 溶血时,孕妇必为 O 型,丈夫为 A 型、B 型或 AB 型时,胎儿才有可能为 A 型或 B 型,从而产生溶血症。当然,如果父亲的血型为 O 型或 A2 型时,胎儿的血型就可能是 O 型或 A2 型,即使母亲为 O 型血,也不会引起血型不合。

RH 型和 ABO 型血型不合产生的后果相同,都会引起胎儿溶血,但两者还有所区别。首先,RH 型不相容在我国人口中发病率很低,汉族尤为少见。ABO 溶血发病率则明显偏高,有些地区在新生儿中高达 1%。其次,RH 血型不合一般不发生在第一胎,这是由于第一胎怀孕时,孕妇体内产生的抗体量较少,还不足以引起胎儿发病。随着妊娠次数的增加,若不予治疗,则胎儿溶血症越趋加重,常导致流产或早产。ABO 溶血症病情较轻,较少引起胎儿死在子宫内,但可在第一胎发病。

严密监测保安全

血型不合带给胎儿或新生儿的危害性,已越来越被人们所重视,随着医学检验技术的不断提高,诊断血型不合的正确率大为增加。目前,可用多种方法测定孕妇血清中有关抗体来估计胎儿的预后。

对于母儿血型不合而致溶血者需要从孕期开始就在医务人员监护下,采用综合治疗,以降低孕妇体内的抗体,提高胎儿的生存能力,尽量延长其在子宫内的寿命,防止其过早离开母体,即流产或早产。定期测定孕妇血清中抗体的浓度,作为终止妊娠的客观指标。血型不合的孕妇要在医疗条件较好的医院分娩,尽量避免新生儿窒息。新生儿也要在儿科医生监护下,仔细观察黄疸或贫血症状,以便尽早采取治疗措施。对最严重的溶血患儿,还可采用换血疗法,使濒于死亡的溶血儿获得新生。

避免人工流产的发生

为避免多次妊娠使孕妇血中抗体越来越高而引起血型不合的危险,就不应该多次做人工流产。尤其是有些年轻夫妇,结婚之后不避孕,又不想要孩子,结果多次做人工流产。一旦想要孩子时,却再也保不住了。因此,避免第一胎人工流产,可以间接地减少血型不合的概率。

了解一下**抗子宫内膜抗体**

　　子宫内膜是胚胎"安营扎寨"之地。育龄期女性的子宫内膜在激素周期性的调节下,产生周期性的剥脱,形成月经。通常情况下并不引起机体产生自身免疫反应。

　　然而在某些病理情况下,例如经血逆流或者子宫内膜异位症患者,免疫紊乱可能产生抗子宫内膜抗体。

　　抗子宫内膜抗体属于自身抗体,在正常的育龄期女性中也可以检测到,在不孕女性中抗子宫内膜抗体更常见。

　　抗子宫内膜抗体由于反复刺激而大量产生,当达到一定量时,可与自身子宫内膜组织发生抗原抗体结合反应,并激活免疫系统引起损伤性效应,干扰妨碍精子与卵子的结合、受精卵的着床以及囊胚的发育而导致不孕或发生流产。

　　不孕女性监测发现抗子宫内膜抗体阳性,主要应用免疫抑制剂疗法、宫腔人工授精或体外受精等疗法。此外,中医药的疗法也有一定疗效。

欢迎胎儿保护者——**封闭抗体**

什么是封闭抗体

在妊娠过程中,封闭抗体是母体接触父源性抗原所产生的抗体,能与胎盘细胞表面抗原结合,从而阻断母体细胞毒性 T 细胞对胚胎发动免疫攻击,发挥保护胎儿、维持妊娠的作用。

封闭抗体与习惯性流产的关系

习惯性流产的女性中有 80% ~ 90% 检测不到这种特异性的封闭抗体,其体内存在未被抑制的细胞毒性细胞。这些细胞可直接作用于胎盘,或通过释放炎性介质间接损害胎儿或胎盘,从而导致流产的发生。

什么是淋巴细胞主动免疫治疗

淋巴细胞主动免疫治疗是用丈夫或第三者的淋巴细胞注入习惯性流产患者的体内,诱导产生同种免疫反应,并获得封闭抗体及微淋巴细胞毒抗体。这样,母体免疫系统就不会对胎儿产生免疫攻击,提高再次妊娠的成功率。

活化淋巴细胞主动免疫治疗比一般的淋巴细胞主动免疫治疗有什么优势?

●一次少量抽血,够用全疗程。抽取丈夫或第三者血液 40 毫升分离淋巴细胞,经体外活化增殖,用增殖的淋巴细胞行免疫注射,将剩余的淋巴细胞冻存备用。可以维持 1 年左右,注射 10 次以上。

●疗效更佳。活化的淋巴细胞纯度更高,活性更强,更易激起患者体内的封闭抗体。

●保证健康的供给。丈夫患有乙肝等传染病不宜供血时,活化淋巴细胞可以解决找不到第三者供血的难题。

什么是活化淋巴细胞主动免疫治疗

活化淋巴细胞是指抽取丈夫或者第三者的血液,分离淋巴细胞,并用细胞因子进行体外刺激,使其活化并增殖。得到纯度更高、活性更强的淋巴细胞,注入患者体内后更容易刺激封闭抗体的产生。

活化淋巴细胞主动免疫治疗的适应人群:

●经淋巴细胞主动免疫治疗,封闭抗体不能转阳者。

●供血者不方便每次前来献血者。

●丈夫患有乙肝、丙肝、艾滋、梅毒、肿瘤等疾病,不适宜供血者。

治疗前注意事项

●有习惯性流产病史,封闭抗体(APLA)为阴性者,均需进行淋巴细胞主动免疫治疗。

●供血者应在患者治疗前,应完善乙肝、丙肝、艾滋、梅毒的相关检查。

●供血者最好为患者丈夫,若丈夫不适宜供血,其次可选择与丈夫有血缘关系的人,再次为与患者无血缘关系的人,最后是与患者有血缘关系的人,供血者男女均可。

复发性流产，
跟着医生
一步步排查

有那么一群女性，发现怀孕欣喜之后又经历无奈的流产，这样的事情经历一次已经足以打击一颗渴望孕育的心，更何况接二连三地发生呢？这一节让你大致了解复发性流产的常见原因，以更好地配合医生做有序的排查。

目前认为，复发性流产的病因十分复杂，主要包括遗传因素、解剖因素、内分泌因素、感染因素、免疫功能异常、血栓前状态、孕妇的全身性疾病及环境因素等。

不同时期，其病因有所不同，下图列举了常见的原因。

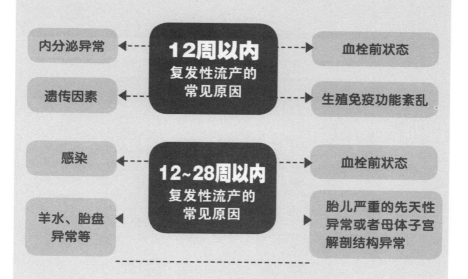

复发性流产常见的原因

关于复发性流产的定义,美国生殖医学会的标准是 2 次或 2 次以上妊娠失败;英国皇家妇产科医师协会则定义为与同一性伴侣连续发生 3 次或 3 次以上于妊娠 24 周前的胎儿丢失。

而我国通常将 3 次或 3 次以上在妊娠 28 周之前的胎儿丢失称为复发性流产。但大多数专家认为,连续发生 2 次流产即应重视并予以评估。

了解对策看过来

发生复发性流产对于夫妻双方的心理伤害都很大,但是既然发生了,就要调整心理,在医生的指导下慢慢地一步步进行检查治疗,争取下一次成功妊娠生育。现在我们不妨了解一下目前基本的病因及对策。

值得注意的是,部分患者可能同时存在多种致病因素,应尽可能全面地对各种因素进行排查。综合各项检查项目,对于复发性流产患者的诊断流程见下图。

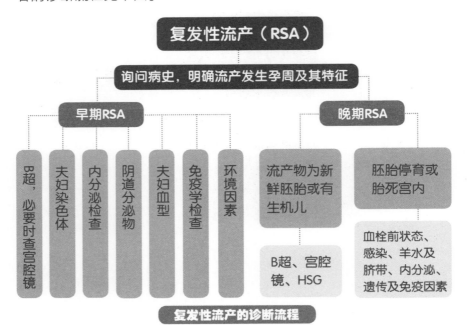

复发性流产（RSA）

询问病史,明确流产发生孕周及其特征

早期RSA

B超,必要时查宫腔镜
夫妇染色体
内分泌检查
阴道分泌物
夫妇血型
免疫学检查
环境因素

晚期RSA

流产物为新鲜胚胎或有生机儿
B超、宫腔镜、HSG

胚胎停育或胎死宫内
血栓前状态、感染、羊水及脐带、内分泌、遗传及免疫因素

复发性流产的诊断流程

如果是子宫结构有问题

1. 子宫颈机能不全

子宫颈环扎术是治疗宫颈机能不全的主要手段,可以有效预防妊娠 34 周前的早产。

建议对存在子宫颈机能不全的复发性流产患者,在孕 13 ~ 14 周行预防性子宫颈环扎术。

2. 先天性子宫发育异常

建议对于双角子宫或鞍状子宫的复发性流产患者,可行子宫矫形术;子宫纵隔明显者可采用宫腔镜切除纵隔;单角子宫患者无有效的手术纠正措施,应加强孕期监护,及时发现并发症并予以处理。

3. 其他的子宫病变

建议对宫腔粘连的复发性流产患者行宫腔镜粘连分离术,术后放置宫内节育器,防止再次粘连,或周期性使用雌激素及人工周期,以促进子宫内膜生长。子宫黏膜下肌瘤患者宜在妊娠前行宫腔镜肌瘤切除术,体积较大的肌壁间肌瘤应行肌瘤剔除术。

如果遇上了"血栓前状态"

治疗血栓前状态的方法是低分子肝素单独或联合阿司匹林用药。

如果是染色体异常

夫妇染色体核型分析发现有染色体重排者(如染色体易位)应进行遗传咨询,了解再次妊娠发生染色体异常的发生率情况以及临床上的选择。因同源染色体罗氏易位患者理论上不能产生正常配子,建议同源染色体罗氏易位携带者避孕,以免反复流产或分娩畸形儿,抑或接受供卵或供精通过辅助生殖技术解决生育问题。常染色体平衡易位及非同源染色体罗氏易位携带者,有可能分娩染色体核型正常及携带者的子代,妊娠后应进行产前诊断,如发现胎儿存在严重染色体异常或畸形,应考虑终止妊娠。

如果因为内分泌异常

（1）甲亢。一般建议有甲亢病史的复发性流产患者在控制病情后方可受孕,但轻度甲亢患者在孕期应用抗甲状腺药物,如丙基硫氧嘧啶比较安全,不会增加胎儿畸形的发生率。

（2）甲减。凡是已经确诊为甲减的复发性流产患者均需接受甲状腺激素治疗,建议当甲状腺功能恢复正常3个月后再考虑妊娠,孕期坚持服用甲状腺激素。

（3）亚甲减。应酌情补充左甲状腺素钠,使促甲状腺激素控制在正常水平,并可适当补充碘剂。

（4）糖尿病。建议已经确诊的糖尿病患者在血糖未控制之前采取避孕措施,于计划妊娠前3个月尽可能将血糖控制在正常范围,并于计划妊娠前3个月停用降糖药,改为胰岛素治疗。

如果因为感染

建议存在生殖道感染的复发性流产患者应在孕前根据病原体的类型给予针对性治疗,感染控制后方可受孕,尽量避免在妊娠早期使用全身性抗生素。

如果缘于免疫功能紊乱

需要根据患者的免疫功能紊乱类型进行有针对性的治疗。

孕期严密监测要跟上

对于复发性流产的女性再次妊娠,虽然心理上要求要放松,但是监测上一定要严密。

●激素水平监测

对上述患者妊娠后定期检测 β-HCG 水平,每周1~2次。

●超声检查

建议于孕 6 ～ 7 周时首次行 B 超检查,如见异常应每隔 1 ～ 2 周定期复查直至胚胎发育情况稳定,可见胎心搏动。

复发性流产患者的胎儿出生缺陷发生率高,应做好遗传咨询。此外,有免疫性流产史的患者,孕晚期易并发胎盘功能损害,必须严密监测胎儿情况,适时终止妊娠。

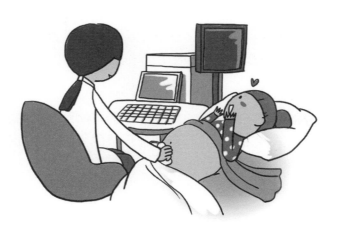

与免疫相关的**复发性流产分类**

免疫性流产,按免疫病理类型可分为五种。

第一种类型:由于夫妇的白细胞抗原相容性过大所造成的同种免疫性流产,表现为封闭抗体阴性。

第二种类型:由抗磷脂抗体的异常形成所致。抗磷脂抗体综合征,是指在异常抗磷脂抗体形成的同时,还存在胎儿丢失、血栓形成和血小板减少。

第三种类型:由于产生了损害胎盘细胞的抗核抗体。

第四种类型:主要是生成了针对生殖细胞的各种抗体,如抗精子抗体、抗子宫内膜抗体、抗HCG抗体、抗卵巢抗体、抗透明带抗体等。

第五种类型:由于体内一种可以杀伤胚胎的淋巴细胞(即NK细胞)的毒性过强或数量过多所致。

免疫引起的习惯性流产,**九成可治愈**

怀孕本是人生一大喜事,然而对于曾接二连三发生过自然流产的女性来说,看到验孕试纸变成"中队长"(两条杠)时,心情却是复杂的:一半是喜悦,一半是忐忑不安,会不会和以前一样中途流产?

这样的担心显然不是多余的。事实上,习惯性流产在临床上很常见。有过 3 次或 3 次以上在 28 周之前的自然流产,就被称为习惯性流产。

60% 的习惯性流产与免疫因素相关

张建平教授认为:超过 60% 的习惯性流产是与免疫因素相关的。

比起那些连发病原因都还没找到的疾病,显然,习惯性流产这个已经找到主要原因的疾病,其治疗并没有一般人想象中那么难。

通过各种免疫治疗,90% 以上免疫相关的习惯性流产患者最终能够成功妊娠、安胎直至顺利分娩。

"免疫相关"是什么概念

正常情况下,外来异物入侵人体后,人体会发生一定的免疫反应,对该异物进行攻击和清除。不过,一般正常的怀孕过程中,妻子会对来自丈夫的基因抗原产生免疫耐受,"告诉"自己的免疫细胞,不要把它当成异物攻击排斥。

这个过程,当然不是妻子用嘴巴说的,它依靠的还是妻子身体里的免疫反应。

面对来自丈夫的抗原,妻子的身体会产生一种保护性的因子(即封闭因子或封闭抗体),它能对丈夫的抗原进行修饰伪装。这相当于发了个信号:这是自家人。这样一来,妻子身体里的免疫系统就不会对来自丈夫的抗原进行攻击,也就不会发生免疫相关的流产。

如果孕妇无法对自己丈夫的抗原产生封闭因子,那么怀孕后,孕妇自身的免疫系统还是会不停地攻击含有丈夫抗原的"外来物",从而导致流产的发生。这就是最常见的同种免疫型流产。

丈夫的血,就是特效药

乍听起来,似乎这是无可改变的现象——妻子的免疫系统不能接受丈夫精液里的抗原。

甚至也有一些国外专家认为,同种免疫型流产可以叫作"夫妻错误的结合"。因为,如果夫妻双方都换了其他伴侣,男方的抗原在另一个女性身体内,很可能会被接受并且不会受到其免疫系统的攻击;或者是换成另外一个男性,其精液进入女方体内后,也能够被接受并且不被免疫系统攻击。这样一来,就不存在流产这个问题了。

所幸的是,我们并不需要用"离婚"这么冷酷的方式来纠正这种"错误的结合"。针对这种习惯性流产的免疫治疗,并不难操作,也不会给夫妻双方带来多大的痛苦。

这在道理上也很简单。妻子的免疫系统不是老认为丈夫的精子是外来物质吗,那就多刺激几次,"混个脸熟"。操作上,要先抽取丈夫的静脉血,然后分离出淋巴细胞,随后将淋巴细胞注射到妻子的皮肤内。

通常 2~4 星期注射 1 次,一般注射 3~4 次后,就可以抽血检查妻子体内有无封闭抗体。当妻子体内的封闭抗体转阳后,夫妻双方就可以放心"造人"了。

从抽取丈夫血液开始,到妻子产生封闭抗体,整个过程顺利的话,一般只需 2 个多月。习惯性流产的患者压力不要过大，因为目前该病的治疗效果很好，治愈率可以达到 90% 以上，这是一个非常好的现象。

不过，一般不建议没有流产史，或流产 1 次的女性来做免疫检查，目前主张有 2 次或者 2 次以上的自然流产者，才有进行免疫检查的必要。

最重要的是，现在有 90% 以上的习惯性流产患者能查到原因。这样就能进行针对性的治疗，效果也会比较好。

保持"两个心"，90% 可治愈

习惯性流产要想治愈，一定要保持"两个心"：一要有信心，二要有耐心。

很多孕妇，即便接二连三地发生了自然流产，也不及时找医生检查，不找原因。也有些患者，找过一两个医生看病，但又没有做流产相关的全面检查，还没找到原因，就先放弃了。

这两种行为都不可取。如果是连续发生过 2 次以上的自然流产，那就很可能不是偶然事件了，需要好好做检查。

要知道，早一点全面检查，也许就能挽救自己宝宝的生命，就可以欢喜地迎接他的到来。

整个治疗过程中，一定要对医生有信心，要充分信任医生，对自己也要有信心，这样才能积极地配合医生的治疗。

另外，还要对治疗有耐心，最好不要经常换医生，由于每个医生的经验不同，频繁换医生可能会打乱原来的治疗计划。

要想治愈流产，顺利生下宝宝，还有一点很重要，就是要保持心态的平和。流产的患者多会出现一些不良心理或不良情绪，比如很容易多愁善感、自卑、抑郁或焦虑，这种不良的心理状况又会影响胚胎发育。

看病治疗都不是立竿见影的，需要过程，而保持信心和耐心，会让这个过程更容易，也会让习惯性流产患者早日圆当妈妈的梦。

孕事不顺，查查D－Ⅱ聚体

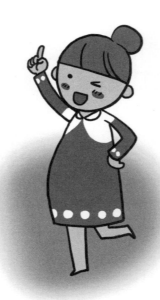

妊娠和分娩是人类繁殖后代的自然生理过程，大多数女性都能顺利度过这个特殊的时期，孕育出健康的宝宝。但是，亦有少数会在这个关键性的任务中发生意外，出现不孕、流产、胎死宫内、死产，或合并一些妊娠期并发症，如胎儿生长受限、羊水过少、妊娠期高血压疾病、栓塞等危害母胎健康的疾病。

当然，出现这些并发症的原因相当复杂，其中，有一种病理状态近年来颇受关注，即妊娠期血栓疾病。因为，临床和实验的证据都表明，其与多种病理妊娠有着密切的关系。

血栓前状态，祸及母胎

血栓就是流动的血液在血管(包括动脉、静脉和微循环)中发生凝固，影响了血液的流通，因而影响了相应器官组织的氧气和营养供给，导致其功能丧失。此时，母体和胎儿就可能出现各种各样的并发症，甚至危及母胎的生命。

还有一种比较隐匿的情况，叫作血栓前状态，就是血液已经表现为病理性高凝状态，但还未形成血栓，或虽有少量、轻微的血栓形成，但已经开始溶解。这种情况虽然很少表现为重要脏器的功能受损，但在某些不良刺激的作用下，容易在一些微循环中形成栓塞，尤其容易在妊娠妇女的胎盘微循环中出现，导致胚胎不发育而流产，或胎儿发育迟缓。

D-Ⅱ聚体升高是警示

D-Ⅱ聚体究竟是什么？它跟血栓的形成又有什么关系呢？我们人类的血液在正常情况下，在血管中保持着畅通流动，既不会无故凝固，又能在血管受损时凝固起来，起到止血的作用。

这么精准的功能需要依赖一系列精细的调节。概括地说，需要凝血和抗凝血、纤溶和抑制纤溶等相关机制的调节和支持。简单地说，凝血过程就是使血管内的纤维蛋白原转化为纤维蛋白，在血管内与血细胞一起凝固成血块，堵住血管；纤溶就是使已经凝固的纤维蛋白溶解为小的片段，其中有一种片段就是D-Ⅱ聚体，能使凝固的血块溶解，避免血管堵塞造成组织缺血缺氧。

有趣的是，一旦出现血液凝固，就会激发纤溶活动。谈到这里，我们可以知道D-Ⅱ聚体就是纤溶的产物，如果其产量过多，就说明体内存在过多的凝血活动，在某种程度上代表存在血栓前状态，如异常增高，结合临床表现，可以辅助诊断血栓栓塞。

谁需要查 D-II 聚体

在正常妊娠情况下,孕妇并不需要常规检测 D-II 聚体。但是,如果有过不明原因不孕、习惯性流产、妊娠期高血压病史、不明原因死胎史、栓塞病史,或不明原因羊水过少、胎儿生长受限史,或患有风湿免疫性疾病(尤其是系统性红斑狼疮),或本次妊娠已出现高血压、羊水过少、胎儿生长受限,或怀疑有栓塞可能的孕妇,则必须检查 D-II 聚体水平。

低分子肝素治疗最安全

那么,D-II 聚体水平多高才需要治疗呢? 一般情况下,D-II 聚体并不作为独立的治疗指征,在正常妊娠没有任何母胎并发症时,D-II 聚体即使有所增高也不需治疗。但是,如果存在上述各种血栓前状态或血栓的高危情况,D-II 聚体水平又增高,则必须进行抗凝治疗。用药方面,可口服阿司匹林。孕期使用低分子肝素皮下注射更为安全,分娩后,有血栓病史者还需继续用药。

值得注意的是,正常妊娠情况下,D-II 聚体水平会偏高一些,所以,不要因为结果偏高而虚惊一场。在治疗的过程中,也需考虑妊娠期的生理改变。

生化妊娠，不知不觉间

自然流产是指妊娠不足 28 周所发生的胚胎丢失，其中不足 14 周者为早期流产，14 ～ 28 周者为晚期流产。若流产发生在月经期前，则称为隐性流产，即生化妊娠。属生化妊娠者，检测血 HCG 呈弱阳性，表明受精卵已成功着床，但由于某些原因，胚胎停止发育、不再生长而流掉了。很快，HCG 转阴，不久，月经又会来潮，一切平静得似乎什么都没发生过。这就是生化妊娠的神秘之处。

发生过，只是你没察觉而已

其实，人类从受精开始，总的流产率一直是很高的，达 70% 左右。其中，约 30% 发生于受精卵种植前，另 30% 为生化妊娠，10% 才为临床流产。由于生化妊娠发生时，女性并无任何临床表现，故在敏感的 β - HCG 测定尚未问世前，她们无法知晓自己是否已经妊娠，因而也就无从考究所谓的生化妊娠了。

直至辅助生殖技术在临床上成功应用，胚胎移植后，定期测定血中 HCG 水平以诊断早期妊娠成为常规，人们才对生化妊娠有了明确的认识。

目前，生化妊娠绝大多数是在试管婴儿时发现的，这是造成试管婴儿失败的主要原因之一，而在自然受孕的女性中却几乎被忽略。许多反复发生的生化妊娠往往被诊断为不明原因的不孕症，故特别需要引起重视。

原因很复杂,几点须谨记

生化妊娠的原因比较复杂,总的来说,包括以下几点。

最常见的为胚胎染色体异常

发生生化妊娠的胚胎中 95% 为非正倍体,如 X、Y、18、13、21 等三体征。但是,随着流产次数的增多,胚胎染色体异常所占的比例会越来越低。目前,有人提出,可用胚胎移植前诊断的方法降低生化流产率。但是,该法技术要求高,而且可能对胚胎造成一定损害,故也有人持反对意见。

内分泌失调

常见的为多囊卵巢综合征,不但胚胎质量较差,而且母体内分泌环境也不利于早期胚胎发育。

子宫内膜容受性下降

例如子宫内膜异位、内膜息肉、黏膜下肌瘤、内膜炎症,内膜菲薄,内膜局部细胞因子表达异常等。

免疫系统紊乱

包括夫妇间人类白细胞抗原(HLA)相容性过高所造成的同种免疫紊乱、各种原因造成的针对不同组织的自身抗体,以及对胚胎有损害作用的某些自然杀伤细胞的活性增高和 / 或数量增多等。而免疫紊乱所占的比例,会随着流产次数的增加而上升,是习惯性流产的主要原因之一。

血栓前状态

这是近年来发现导致胚胎死亡的另一个重要原因。因为其病理改变可使胎盘绒毛血管内形成微血栓,导致胚胎血供受阻而死亡。

概括起来,临床上要密切注意几点。首先,不明原因的不孕症应排查生化妊娠。其次,偶发性生化妊娠多有胚胎染色体异常。最后,反复生化妊娠需注意生殖免疫紊乱。

安胎未必**要卧床**

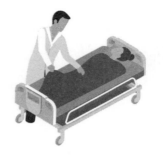

在人类,自然流产的发生率达到 15% 以上,先兆流产的发生率就更高。有些先兆流产可自然恢复,或经过适当治疗后保住胎儿,也有一些最后发展成难免流产。值得注意的是,不少自然流产的女性并没有先兆流产的表现,尤其是习惯性流产的患者,在发现胚胎停止发育之前并没有任何不适。

因此,为了保胎,这些女性一旦怀孕以后就卧床休息。但长期卧床,又会对身体带来更不利的并发症。其实,不少人并不真正了解卧床在保胎中的作用。

为什么活动不会导致流产

胚胎的发育就好比我们种树一样,把树苗移种到新的泥土上,树苗必须发新根,树干才会发新芽、长新枝,树根长的越多越深,树枝就长得越粗越壮,刮风下雨也不会把树推倒。胎盘细胞就像树根,胚胎就像树芽,只有胎盘细胞向子宫壁上生长到足够的深度和广度,吸取到充足的营养,胚胎才能健康地发育。活动就好像刮风下雨,只要胎盘细胞扎根得够深,一般的活动是不会导致流产的。如果胎盘细胞生长不良,即使孕妇整天躺在床上不动,胚胎也还是会因发育不良,最终停止发育而流产。就像树根不生长,即使没有风雨,树也会枯萎一样。曾有一位女青年不慎怀了孕,为了堕胎,故意进行剧烈运动,不停地从床上往下跳,但最终还是没能把胚胎"跳"下来。所以说,安胎成功的关键是找出流产的原因并进行针对性的治疗。

孕期卧床有害吗

孕期长期卧床没有必要,而且还对身体不利。首先,是影响消化功能。本来怀孕以后由于妊娠反应、胎盘激素对消化功能的抑制以及增大子宫的压迫,孕妇就有恶心、呕吐、食欲不振、消化力下降和便秘等症状。长期卧床以后,这些情况会变得更加严重。特别是有些不习惯在床上大便的女性,卧床以后明显减少大便的次数,使便秘加重。其次,长期卧床使孕妇的全身血液循环变得缓慢,机体的抵抗力下降;血液容易在微循环中凝固,造成血栓形成,最常见是下肢、盆腔的深静脉血栓形成。最严重的并发症是产后肺栓塞,可致孕产妇死亡。尤其是因血栓前状态导致习惯性流产的孕妇,本来就是因为胎盘微循环的血栓形成导致胚胎停育,这些孕妇长期卧床不但对保胎没有好处,相反还更增加了血栓形成的可能。此外,因为长期没有运动,下肢肌肉废用性萎缩,导致产后下肢无力,走路困难。

哪些孕妇安胎时需要卧床

因为流产的原因很多,安胎时是否需要卧床,应根据不同情况而定。有下面情况时应避免活动或少活动。

● 先兆流产的孕妇阴道有出血,特别是血色鲜红或伴有下腹疼痛者。

● 由于子宫解剖异常导致晚期流产或早产的孕妇,如宫颈机能不全,子宫畸形。

● 因各种原因做了宫颈环扎术的孕妇。

● 前置胎盘出血者。

● 虽然没有阴道出血,但超声检查发现绒毛下或胎膜下有血肿者。

PART 5 ▶
环境、职业相关性不孕

随着生存环境的进一步恶化，一些具有生殖毒性的物理、化学及生物因素广泛存在，导致不孕不育、流产、先天畸形等。在特殊的工作环境中，人们对某些危险因素的暴露机会、接触强度往往大于普通人，因此这些人的患病风险明显增大。

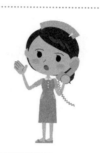

细数那些危害生殖健康的因素

影响人类生殖健康的环境因素包括物理因素和化学因素。其中，影响生殖健康的物理因素包括电离辐射、非电离辐射、噪声等；化学因素主要包括重金属元素、有机溶剂等。

电离辐射

电离辐射主要包括 X 射线、γ 射线。特殊职业者、医疗工作人员、接受射线治疗的患者是最容易受到辐射的人群。

通常情况下，繁殖能力越高的细胞和组织对放射线敏感程度越高。电离辐射对于女性下丘脑－垂体－卵巢轴内分泌、卵巢及子宫等均能产生不同程度的影响，导致不孕不育的发生。

非电离辐射

非电离辐射包括电磁辐射和微波效应等，广泛存在于日常生活中。

例如电脑、手机、电视通信、理疗、工业加热以及雷达探测系统等均可产生不同频率的电磁辐射，这些工具给人们生活带来便利的同时也给健康带来一些问题，生殖系统也不同程度地受到影响。

噪声影响

研究发现噪声可干扰女性下丘脑－垂体－卵巢轴，使生殖内分泌功能紊乱。

曾有研究发现长期在噪声环境工作中的女性，月经的异常发生率明显高于普通职业女性。

重金属元素

金属是人类生产和生活中不可缺少的重要材料。根据目前研究，有多种重金属对人体具生殖毒性，其中较常见的四种重金属是铅、汞、锰、镉。

有机溶剂

有机溶剂广泛存在于工业生产中，其中芳香族溶剂、二硫化碳、甲醛等对生殖系统的毒性作用尤其明显。

那些易导致不育的**高危职业**

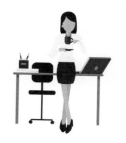

以下几种职业可能就是造成男性不育的最大凶手，看看您的丈夫中招没？

职业驾驶员　男性的身体器官中，只有睾丸裸露在外，原因就是它怕闷热，所以才被露在外面，方便散热。职业驾驶员每天都必须坐在驾驶座上开车，精子长时间被困在一个闷热、不通风的环境里，活动力就会降低。

IT从业人员　天天接触计算机，又要绞尽脑汁写程序，会不会比一般人更容易不育呢？截至目前，还没有正式的研究报道证实计算机对人体的辐射会造成不孕。

专家认为，现在的信息化环境里，每个人时时刻刻都处在辐射线中，使用计算机屏幕、手机，都会有辐射线和电磁波，也许住家楼上就是发射基站，所以若真要说电磁辐射会造成不育，显得有点太过牵强。至于工作压力，严格来说，压力本身并不会导致不育，但却会使男性对性的欲念降低，加之长时间在电脑前缺乏运动的生活习惯，可间接造成精子整体的活动力下降。

业务人员　应酬不断的业务男性，下了班还要投身烟酒的行列，再加上作息不正常，当然对身体健康有影响。然而，作息时间正常与否，不至于直接影响生育能力，放眼社会上，需要应酬的男性比比皆是，成功生儿育女的还是占大多数。

此外，还有诸如电焊工、电池厂工人、印刷工人、油漆工人、装修工人等，因为工作环境因素，也是不育的高发人群。

PART 6 ▶
辅助生殖是最后的救命稻草吗

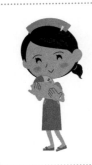

当不孕的诊疗进行了一段时间后，不少夫妇会想起"试管婴儿"这个耳熟能详的词语，其实，80%的不孕症患者都不需要这种体外受精胚胎移植的人工干预技术。那些需要用到辅助生殖手段的患者也要分情况对待，采取适合自己的治疗方式。

多种辅助手段，你适合哪种

辅助生殖手段有多种，有人工授精、三代试管婴儿等。单说试管婴儿，也有不同的方式，在费用和成功率方面的差异都很大。

能否做辅助生殖，选择哪种辅助技术，要靠夫妻双方的身体状况决定。因此，做辅助生殖前，夫妻双方要做好检查，男方查精子、睾丸等，女方查卵巢、子宫功能，还包括激素、排卵、输卵管等。

人工授精（AIH）

适合女方情况基本正常、男方精子不给力。

经检查，女方卵巢、子宫功能正常，双侧输卵管通畅或单侧通畅；

男性有少弱畸精症,经治疗无法自然受孕,但精子数量经技术上优选后,能达到 1000 万以上者,可以选择这种方式。如果精子数量过低,人工授精成功率则很低,做的意义不大。

简单地说,就是清理掉大约 2/3 最差的精子,留 1/3 最好的精子。再根据女方的排卵周期,直接经过宫颈口,将优选后的精子注入女方的宫腔内,让女方成功受孕。

按规定,男女方都找不到原因的不孕不育,一般要求做 3 次以上人工授精,不成功者再考虑做试管婴儿。

这种技术费用一个周期约几千元,但成功率偏低,只有 15%~20%。

人工授精的流程

1. 预测排卵日

通过超声波检测,尿激素检查和颈管黏液检查等,推算出正确的排卵日。

2. 提取精液

在医院或是家中通过自慰获取精液。

3. 洗净——浓缩精液

将精液放入培养液中,用离心分离器洗净——浓缩。有时这个过程也可以省略。

4. 注入精子

在排卵日前后用专用的注射器将精子注入子宫深处。

5. 回家

处理后马上就可以回家。为了防止感染,有时需要医院给开一些抗生素。

体外受精 – 胚胎移植（第一代试管婴儿，IVF）

适合男方精液基本正常、女方因素导致不孕。

这种辅助生殖方式适合男方精子正常，但女方有双侧输卵管堵塞、严重积水等问题，或单侧输卵管通畅、多囊卵巢综合征等经治疗仍无法自然受孕者。

女性患者在生殖妇科医生指导下药物促排卵，等卵泡成熟到一定程度，用 B 超下手术穿刺方式把卵子取出来，让卵子和精子在操作台上完成受精，形成胚胎，再移植到女方宫腔内。女性往往获得多个卵子，同优选后的精子进行受精，形成数量不等的胚胎。

这种技术费用 2 万~3 万元，各医院成功率略有差异。

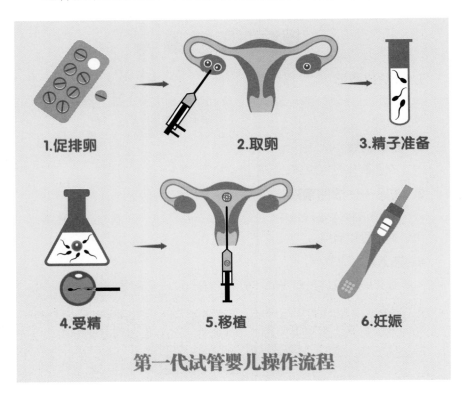

1.促排卵　　　2.取卵　　　3.精子准备

4.受精　　　5.移植　　　6.妊娠

第一代试管婴儿操作流程

卵泡浆内单精子注射（第二代试管婴儿，ICSI）

适合男方精子数量少、无法达到 IVF 的要求，女方存在或没有不孕因素。

女方身体正常或存在不孕的因素，无法自然受孕。但主要是男方有少精症、严重弱畸精子症、死精症或隐匿性无精子症、梗阻性或非梗阻性无精症，均需要通过 ICSI 方式助孕。

其具体的方式就是通过优选精子后，利用高倍显微镜将单个精子注射到卵子内，形成胚胎，再移植到子宫里。这种技术费用 3 万~4 万元，成功率跟第一代试管婴儿差不多。

植入前胚胎遗传学诊断（第三代试管婴儿，PGD）

适合有遗传病风险的人群。

主要用于部分单基因遗传病（如地中海贫血、血友病、肌营养不良）、染色体病及可能生育以上患儿的高风险人群。

它的具体操作方法基本与第一代试管婴相同，只是增加了基因诊断步骤，能够排除致病基因，降低生育缺陷宝宝的风险。

需要注意的是，此项技术不能保证胎儿百分之百正常，成功妊娠后必须进行常规的产前检查，必要时还需进行一些特殊检查。

第三代试管婴儿成功率往往不如第一代和第二代，但由于它经过胚胎筛选，一旦妊娠，其流产率比普通试管婴儿要低，出生缺陷率也明显下降。

不是每个医院都有此项技术，它的费用较高，需 4 万元左右。

精子库

适合没有精子的男士。

男方没有精子（主要是先天性无精症和严重非梗阻性无精症患

者),只能通过精子库的供精孕育宝宝。但精子来源紧张,以广州市为例,基本要排队等一年左右才有精子可用。

供精获得后主要进行人工授精方式进行受孕,成功率和普通人工授精相近,为 15%~20%。有女方不孕因素者也可以进行供精的试管婴儿治疗。

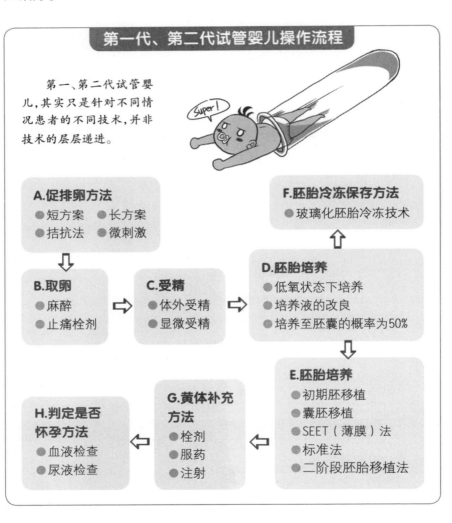

第一代、第二代试管婴儿操作流程

第一、第二代试管婴儿,其实只是针对不同情况患者的不同技术,并非技术的层层递进。

Super!

A.促排卵方法
- 短方案　● 长方案
- 拮抗法　● 微刺激

B.取卵
- 麻醉
- 止痛栓剂

C.受精
- 体外受精
- 显微受精

D.胚胎培养
- 低氧状态下培养
- 培养液的改良
- 培养至胚囊的概率为50%

F.胚胎冷冻保存方法
- 玻璃化胚胎冷冻技术

E.胚胎培养
- 初期胚移植
- 囊胚移植
- SEET(薄膜)法
- 标准法
- 二阶段胚胎移植法

G.黄体补充方法
- 栓剂
- 服药
- 注射

H.判定是否怀孕方法
- 血液检查
- 尿液检查

通过以上介绍不难看出，所谓第一、第二、第三代试管婴儿，其实只是针对不同情况患者的不同技术，并非技术的层层递进。

如第二代试管婴儿，指的是"卵细胞浆内单精子显微注射"，也就是技术人员在显微镜下人为地将精子注射到卵细胞中。这个技术与第一代试管婴儿的区别在于，后者是夫妻双方的卵子和精子在培养皿内直接受精。之所以需要人为注射精子，主要是因为男方的精子出了问题，或者活力不够，或者数量太少，又或者输送精子的管道根本就不通。

可见，第二代试管婴儿主要针对的是男性问题，而第一代主要针对女性问题。两者并没有孰优孰劣之分。

第三代试管婴儿则是在受精卵移植进母体前，还有一个异常基因、染色体检测环节，以免出现遗传性疾病。这针对的是部分有遗传性、家族性疾病的夫妇，并不是有钱了就争取去做"更先进的"。

辅助生殖是最后的救命稻草吗

122

试管婴儿，孕妇年龄很重要

年龄大于 35 岁的夫妇，如果正常同居（保持规律的性生活，没有避孕）1年，而未能怀孕，最好考虑借助辅助生殖技术。

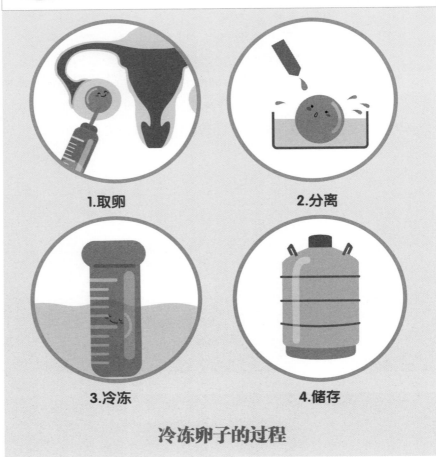

1.取卵

2.分离

3.冷冻

4.储存

冷冻卵子的过程

2015年,41岁的明星徐静蕾承认自己去美国冷冻了卵子,并表示"找到了世界上唯一的后悔药"。听起来很美好:先把卵子冻起来,将来哪一天想要有个自己的孩子,就算绝经了也不怕,通过辅助生殖技术,就能制造出自己的"试管婴儿"。

但其实很多生殖专家认为,"冷冻卵子,这个后悔药有多大的效果,还不好说"。

辅助生殖技术并不像大家想象的那么简单,别忘了,它还有不低的失败率。

新技术,并非人人都适合

其实,辅助生殖技术(俗称试管婴儿技术)也只是在最近的30多年才发展起来的。

世界上第一个试管婴儿——布朗·路易丝诞生于1978年。从此之后,这项技术的发展极为迅速。国内不孕不育的相关论坛里,很多患者或多或少都知道"试管婴儿技术已经发展到第三代了"。甚至有不少一直无法成功怀孕的夫妇,到了医院就点明要求做"最先进的第三代技术"。

第几代技术,这仅仅是国内的一种说法,这种说法往往会让人误以为新一代技术比旧一代先进。但事实上,这些技术之所以有不同,只是因为需要针对患者不同的情况,没有说哪一代是最先进、最好的。

国内所说的第一代试管婴儿技术,即体外受精(IVF),它适合男方精液基本正常,女方因素(比如输卵管闭塞、积水等)导致的不孕。这个技术是医生首先利用药物刺激卵巢,使卵巢制造多个成熟的卵子,然后在B超引导下,用手术穿刺方式把女方的卵子取出来,并让卵子和其丈夫经过优选的精子进行自然受精,形成数量不等的胚胎后,再有选择地移植到女方宫腔内。

第二代试管婴儿技术,指的是"卵细胞浆内单精子显微注射"

（ICSI），这个技术与第一代的区别在于：技术人员在显微镜下人为地将精子注射到卵细胞中去。之所以需要人为注射精子，主要是因为男方的精子出了问题，或者活力不够，或者数量太少，等等。可见，第二代试管婴儿主要针对的是男性问题，而第一代主要针对的是女性问题。两者并没有孰优孰劣之分。

第三代试管婴儿技术则是在受精卵移植进母体前，还有一个异常基因、染色体检测环节，以免出现这种情况——千辛万苦怀上的宝宝，生下来才发现他有遗传性疾病。这个技术显然针对的是有单基因遗传性疾病（如地中海贫血）的夫妇。

并且，这三代技术，也不是一代比一代有更高的成功率。就好比ICSI，虽然是通过技术人员人为地把精子注射到女方的卵子里，提高了卵子的受精机会，但技术本身并不增加女性的怀孕机会。

70% 的患者只需做第一代试管婴儿技术

数据统计显示，我国的不孕不育夫妇，只有约 30% 需要使用第二代试管婴儿技术，更多的患者（约 70%）只需使用相对简单的第一代技术。至于第三代试管婴儿技术，需求者的比例明显是更低的。

在需求上，不同代的技术有如此大的差异。但在治疗效果上，不同代的技术却几乎没有差别。

2011 年欧洲国家的试管婴儿成功率，IVF（第一代）和 ICSI（第二代）的成功率分别是 22.4% 和 21.1%。而 2012 年香港玛丽医院的试管婴儿成功率，IVF（第一代）和 ICSI（第二代）则分别是 29.1% 和 31%。这是因为，无论采取哪一种辅助生殖技术，决定成败的主要因素还是在于胚胎的质量。而胚胎的质量，又取决于卵子和精子的质量。

年龄是影响卵子和精子质量的最重要因素。玛丽医院辅助生殖中心 2007 年至 2012 年统计的数字显示：年龄组小于 30 岁的女性，其试管婴儿的成功率约为 70%；而年龄组为 36~40 岁的女性，其成功率只有约 40.5%；年龄组大于 40 岁的，其成功率大大下降，只有约 14.8%。

哪个"成功率"最靠谱

如果用搜索引擎搜索"试管婴儿成功率"，检索后得到的数字基本是 60% 以上。谁能知道，这个"成功率"里面又有多少猫腻。一般机构所说的"成功率"，往往指的是妊娠率，而妊娠率其实包括了以下几种情况：①生化妊娠，即血 HCG 水平升高，但没发现胚囊。②临床妊娠，即 B 超看见胚囊，包括宫外孕。③持续妊娠，即胎儿在宫内一直发育到孕 28 周后。④活产率，即怀孕得到活的孩子。

显然，在选择辅助生殖中心时，妊娠率（怀孕率）没有太大的参考意义，出生率才是最重要的。

试管婴儿，
关键在
第一步

作为试管婴儿第一步，促排卵是非常重要的一个环节。没有优质的卵子，哪来优质的胚胎？

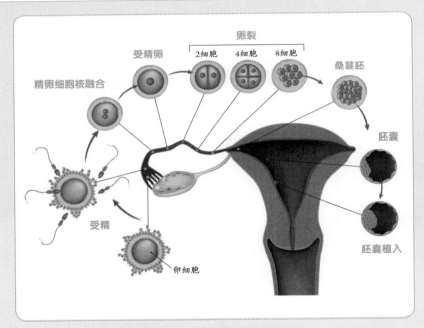

受精卵的发育过程

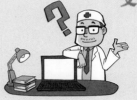

想要成功孕育出健康的宝宝，就得有优质的卵子，这样卵子受精后，才有可能成为优质的胚胎。

万事开头难。作为试管婴儿第一步，促排卵是非常重要的一个环节。想要成功孕育出健康的宝宝，就得有优质的卵子，这样卵子受精后，才有可能成为优质的胚胎，这才是成功孕育的前提。

很多人以为，促排卵很简单，就是医生开药物处方，患者使用后一直监测，直到卵泡成熟取出来就可以了。

但其实，看似简单的"开处方"，包含了医生对不同患者的个性化判断、斟酌和各种考虑。

事实上，促排卵并不是开个药那么简单。因为女性的年龄不同，其卵巢功能也有很大差异，并且每个人对药物的反应肯定有所不同。可见，如果用同样的药物或疗程，得出来的效果很可能大相径庭。临床上，医生往往要根据不孕女性的年龄、卵巢功能情况等，进行综合分析，找出最适合患者的个性化促排卵方案。也有些不孕症患者，她们还年轻，卵巢功能也不差，这种情况是否不需要进行促排卵，只要在排卵时及时取卵就可以了呢？

大部分做试管婴儿的女性，都需要促排卵

这是因为，正常情况下，女性每个月经周期只排一个卵，并且要在自然周期内，把成熟度适当的卵取出来，这点相对较难。更何况，即使能及时取出卵子，成熟度合适的也只有唯一的一个，这对进行试管婴儿技术来说，就意味着"不成功便成仁"，成功率比较低。

之所以要进行促排卵，就是要通过药物，促进女性同时有多个合适的卵子形成，并且能够人为地控制排卵数量和卵子的成熟时间。这样一来，就可以保证成功取出多个卵子，并且从中选择优质卵子进行受精，从而提高试管婴儿的成功率。

有些癌症患者，以及卵巢功能特别差的患者，她们在使用大剂量药物后，与不用药物相比，效果是一样的，都仅能得到一个卵子。这种情况就没有必要使用促排卵药物了，反而可以选择在女性的自然生理

周期内进行试管婴儿。

三步走，打三种针

无论哪种方案的促排卵，其实都要分三步走，打三种类型的针。

第一步：降调针

如果没有额外的人工干预，处于生育期的女性，每个月都有一个自然的卵子发育—卵子成熟—卵子排出的周期。这段时期，随着女性体内促黄体生成素（LH）的慢慢升高，卵子逐渐成熟。当 LH 出现峰值时，就意味着卵子已经成熟，并且在随后的 24~48 小时内会出现排卵。

只是，自然周期的卵子无法预知其质量，因此在做试管婴儿时，并不希望女性出现自然的 LH 峰值，所以医生会先给女性打降调针，俗称"分针"。这样患者在接下来的那个月份，就不会出现 LH 峰值，卵泡也就不会自然成熟。而通过后续的促排卵技术，就能获得大小均一的多个卵泡，进而取得优质的卵子。

第二步：促排卵针

一般情况下，在打了降调针 2 周之后，即经期的第 3~5 天，就开始使用促排卵药物。

促排卵药主要是促性腺激素，正常人体内就有这种激素，但水平会比较低，只能促使一个卵泡发育成熟。给女性注射促性腺激素，人为提高这种激素水平，就会促使多个卵泡发育。每天注射 1 次，一般注射 11 天左右，有些人可能用更长时间，比如有多囊卵巢的患者会注射二十几天。

除了用药，密切监测卵泡发育也很重要，如发现卵泡发育不好，医生就会根据情况，及时调整药物剂量或种类，调节体内激素至适宜卵泡发育的水平。

监测主要通过 B 超、抽血查激素等方法实现。刚开始注射促排卵药物时，患者每间隔 4~5 天就要到医院检查 1 次，随后会慢慢缩短到

2~3天查1次,最后待卵泡生长到一定程度时就要每天都到医院检查。

第三步: 打 "夜针"

待卵泡发育到足够大时,就要再注射一针人绒毛膜促性腺激素(HCG)。HCG的作用是促使卵泡成熟。因为是在晚上注射,所以俗称"夜针"。

之所以选择晚上,是因为要控制取卵的时间。医生会在患者注射完之后的34~36个小时内(即隔天上午),进行取卵。全部取出,以备后用。促排卵后,能取到多少卵子,这完全因人而异。

促排卵后产生的所有成熟卵泡,要尽可能全部穿刺取出,不然卵泡留在体内,一是浪费卵子,二是很容易引起卵巢过度刺激综合征。

其实,并不是所有取出的卵泡中都会有卵子。卵巢功能好的女性,只要是成熟卵泡,里面一般都会有卵子;相反,卵巢功能不好的女性,取出的部分卵泡,里面可能就是空的。

取出成熟优质的卵子后,就可以予以受精了。

只不过,并不是所有的受精卵都会一次性地放入子宫中。一般一次会选2~3个胚胎送入宫腔内着床,剩下的就会被冷冻起来,如果这次试管婴儿没有成功,下次再做时,就可以免去促排卵及取卵的过程,直接用冷冻胚胎就可以了。

很多人在促排卵过程中,过分紧张、焦虑、担忧,每天什么都不做,就躺在床上"休息"。其实这样心理负担太重,反而会影响试管婴儿的成功率。

建议患者在促排卵过程中,生活、工作、逛街、看电影(主题轻松的)等,一切照常,只要不是感觉很劳累,平时照常生活。

试管婴儿，多胎不一定是福

　　试管婴儿技术的诞生在医学史上具有里程碑的意义，至今，全球已有数以百万计的试管婴儿诞生，为无数的家庭带来了欢乐。然而，伴随着试管婴儿技术的迅速普及和成功率的显著提高，多胎妊娠的问题也日益凸显。

　　调查显示，近30年来，全球多胎妊娠率的急剧升高与辅助生殖技术的广泛开展密不可分。30%~50% 的多胎妊娠与实施促排卵和试管婴儿相关。

　　那么，仅仅是为了双胞胎就做试管婴儿，可不可以呢？多放几个胚胎真的有利于不孕症患者吗？

可怕的数据

　　事实上，围产医学研究早已证明多胎妊娠与母胎结局不良密切相关。从生殖生理学角度来看，人类生殖属于单胎妊娠，而非多胎。女性生殖系统的结构和功能的"自然设计"都仅仅适于一个胎儿的成长发育，一旦打破这个"设计"，就会对母亲和胎儿造成多种不利的影响。

　　多胎妊娠令孕妇的身心负担显著增加，使漫长的孕育过程危机四伏。与单胎妊娠相比，多胎妊娠的孕妇发生贫血、糖尿病、羊水过多的可能性显著增高；发生早产和妊娠子痫的风险分别增高了2倍和5倍；多达86% 的多胎妊娠者需要施行剖宫产；产科出血和孕产妇死亡率也显著增加。

对于腹中胎儿来说，有个"伙伴"也不是什么好消息。多个胎儿在有限的子宫腔内互相竞争、彼此影响也会带来不良后果。研究证明，50%的双胎妊娠最终自然流产（香港著名女歌手的试管婴儿双胎妊娠发生早期流产即是一例），早产极为常见，出生体重普遍偏低，畸形儿、智力低下和残疾儿的风险增高2~3倍，新生儿死亡率急剧上升。

此外，多胎妊娠令母婴患病率显著增高的同时，也导致医疗费用明显高于单胎妊娠，对家庭和社会都会带来沉重的负担。

这些触目惊心的数据告诉我们，多胎妊娠实际上是试管婴儿技术的并发症，是育龄女性无法承受之"多"。

因此，在2010年欧洲人类生殖与胚胎学年会上就有专家提出：试管婴儿的单胎妊娠是成功，双胎是失败，而三胎是灾难。

所以，如果仅仅为了双胞胎而实施试管婴儿，是以严重影响母婴健康为代价的行为，无异于舍本逐末。我国卫生部也因此制定和颁布了严格的试管婴儿治疗所需的指征，要求生殖医学的医生严格遵守和切实执行。

几个胚胎，谁说了算

"做一次试管婴儿不容易，能不能多放几个胚胎？"患者类似的问题每天都在各大生殖中心出现。

而这个问题，不是医生也不是患者所能决定的。

我国卫生部早在2001年就明确规定，35岁以下并且第一次接受试管婴儿治疗的女性，每次可植入2个胚胎；而35岁以上或第二次接受该技术的女性，每次最多可植入不超过3个胚胎。生殖医学专科医生应该严格掌握促排卵和移植胚胎的指征。

其实，在英国，自2010年已经开始全面推行单胚胎移植了，严格要求40岁以下的妇女任何情况下均仅能移植1个胚胎。

此外，研究也显示，在高水平的生殖中心减少胚胎移植的数量，不但不会导致妊娠率显著下降,反而有利于提高活产率、减少早产和新生儿畸形发生率。

减胎,没商量

如果发生了多胎妊娠怎么办?

我国卫生部 2003 年颁布的辅助生殖技术规范中明确要求,对采用人类辅助生殖技术后的多胎妊娠必须实施减胎术,避免双胎,严禁三胎和三胎以上的妊娠分娩。

因此,不孕夫妇在进行人工授精和试管婴儿治疗前都要签订《多胎妊娠减胎术同意书》。

减胎术最好在孕 6~8 周进行,保留 1~2 个正常胎儿。整个手术过程出血极少,没有太大痛苦,绝大多数患者均能忍受。

目前,我国已有部分生殖中心建议双胎妊娠者接受减胎术。而对于以往有早产史、习惯性流产史、宫颈功能不全等情况的双胎妊娠患者,我们也会建议实施孕早期减胎术。仅保留 1 个胎儿有利于患者最终生下接近足月的健康宝宝。

总之,为了母亲和胎儿的健康,患者需要和医生共同努力,更新观念,预防和减少多胎妊娠的发生。

广东省十大辅助生殖中心

●中山大学附属第一医院

夫精人工授精技术	门诊咨询电话：
体外授精－胚胎移植技术	020-87786029
卵胞浆内单精子显微注射技术	
植入前胚胎遗传学诊断技术	

地址：广东省广州市中山二路 58 号。

●中山大学孙逸仙纪念医院

夫精人工授精技术	门诊咨询电话：
体外授精－胚胎移植技术	020-81332583
卵胞浆内单精子显微注射技术	

地址：广东省广州市沿江西路 107 号。

●中山大学附属第六医院

夫精人工授精技术	门诊咨询电话：
体外授精－胚胎移植技术	020-38048012
卵胞浆内单精子显微注射技术	

地址：广东省广州市天河区瘦狗岭 17 号。

● 南方医科大学南方医院

	门诊咨询电话：
夫精人工授精技术	
体外授精－胚胎移植技术	020－62787614
卵胞浆内单精子显微注射技术	

地址：广东省广州市白云区广州大道北路 1838 号。

● 广东省人民医院

	门诊咨询电话：
夫精人工授精技术	
体外授精－胚胎移植技术	020－83882222
卵胞浆内单精子显微注射技术	

地址：广东省广州市中山二路 106 号。

● 广州医科大学第三附属医院

	门诊咨询电话：
夫精人工授精技术	
体外授精－胚胎移植技术	020－81290072
卵胞浆内单精子显微注射技术	

地址：广东省广州市荔湾区多宝路 63 号。

● 汕头大学医学院第一附属医院

	门诊咨询电话：
夫精人工授精技术	
体外授精－胚胎移植技术	0754－88905182
卵胞浆内单精子显微注射技术	

地址：广东省汕头市长平路 57 号。

● 广东省妇幼保健院

	门诊咨询电话：
夫精人工授精技术	
体外授精－胚胎移植技术	**020－ 61118623**
卵胞浆内单精子显微注射技术	

地址：广东省广州市广园西路13号。

● 广东省计划生育专科医院

	门诊咨询电话：
夫精人工授精技术	
供精人工授精技术	
体外授精－胚胎移植技术	**020－87651527**
卵胞浆内单精子显微注射技	

地址：广东省广州市越秀区梅东路 17 号。

● 广州市妇女儿童医疗中心

	门诊咨询电话：
夫精人工授精技术	
体外授精－胚胎移植技术	**020－28826036**
卵胞浆内单精子显微注射技术	

地址：广东省广州市人民中路 402 号。

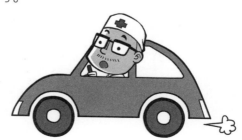

女性不孕诊疗流程

1年以上不孕者

询问病史，妇科检查，阴道微生态，阴道B超监测排卵

子宫内膜诊刮：有月经量减少；有子宫内膜结核病史或子宫内膜异常增厚者。

月经来潮第1天。

内分泌/甲状腺功能检查：有月经不规律或卵巢功能低下者。

月经来潮第2~3天，空腹。

子宫输卵管造影（HSC）：夫妇同居1年以上未避孕而未孕者；曾有盆腔病史；子宫内膜异位症患者。

月经干净3~7天，无同房，阴道微生态正常。

宫腔镜检查：B超检查提示子宫内膜病变或怀疑子宫纵隔或宫腔粘连。

月经干净3~7天。

子宫内膜病变对因治疗：如子宫内膜结核抗结核治疗、无排卵则采取促排卵治疗。

内分泌异常，如诊断多囊卵巢综合征（PCOS）、高泌乳素血症等，调整内分泌。

双侧输卵管阻塞，积水，粘连

单侧或双侧输卵管通畅

男方正常

男方弱精

指导受孕

人工授精

3次以上未孕者

首选IVF助孕

子宫内膜息肉子宫纵隔

建议手术治疗

子宫内膜息肉子宫纵隔

手术治疗

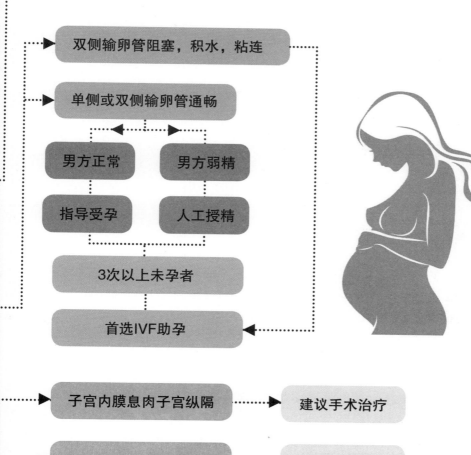

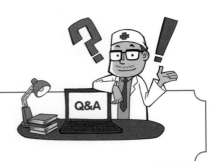

经典答疑

◆问：试管婴儿生出的孩子和正常孕育的孩子一样吗？

答：通过对试管婴儿的长期跟踪调查表明，试管婴儿的身体发育、智力发育与正常孕育的孩子无异，目前世界上第一例试管婴儿路易斯·布朗已经结婚，并顺利生育了自己的孩子，孩子也很正常。

◆问：什么是胚胎冷冻？

答：胚胎冷冻是一门冷冻技术，是将胚胎从生理温度降至低温并贮存，而需要时再从低温状态解冻到生理温度。比如分裂为4个细胞的小胚胎，解冻以后胚胎内的细胞不仅还活着，而且还有继续分裂的潜能，这样才能使不孕患者妊娠。这就需要在胚胎冷冻之前，采用合适浓度的保护剂，使胚胎充分脱水，通过冷冻仪器，按照一定程序降温。

常用的冷冻贮备方法有：胚胎的慢速冷冻＋快速复温法、超快速冻融法、玻璃化法。胚胎冻融的妊娠率取决于胚胎质量、冷冻贮备方法、保护剂、冷冻仪器的选择，以及技术人员的操作技巧，患者子宫内膜接受胚胎的能力等诸多因素。

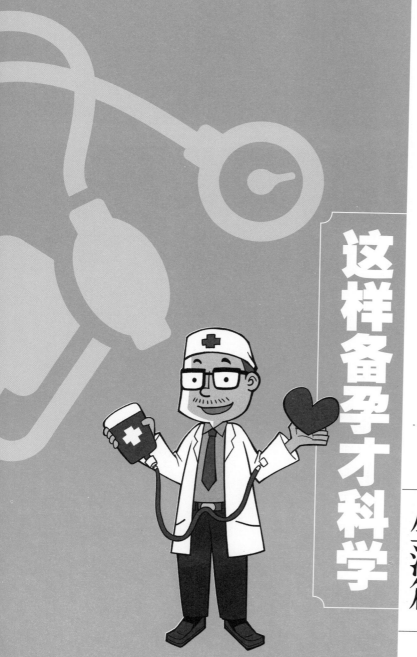

这样备孕才科学

生活篇

面对不孕，我们沟通吧

在原因不明的不孕不育夫妇中，有很高比例者是缘于心理因素。不孕不育给患者夫妇带来不少社会问题，例如出现家庭矛盾，夫妻感情不和以致婚姻破裂等。

学会自我缓解压力一些方法

听音乐
听一些舒缓的音乐有助于减压。

温浴
每天泡一泡温水浴。

旅行
精心策划一次旅行，抛诸一切烦恼，让心情彻底地放假。

享受生活
拥有生活情趣。

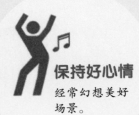

保持好心情
经常幻想美好场景。

倾诉
与信赖的朋友倾诉衷肠。

适量运动
进行瑜伽按摩等活动。

不孕女性心理压力大

中国古话"不孝有三,无后为大",对于不孕女性来说,她们承受的压力尤其大,给她们的心理造成不同程度的"创伤"。这种"创伤"的轻重,是因人而异的。女性不孕症心理障碍与其年龄、职业、婚龄、不孕年限、对待不孕所持的态度、性生活满意度和文化程度等因素有关。

女性不孕症患者的心理障碍,主要体现在自卑感、心神不安、精神紧张、社交减少、对生活缺乏兴趣、焦躁多怒、不愿或忌讳与他人交谈生育方面的事情,这在农村文化水平偏低的不孕症患者中表现得尤为突出。另外,与自身的应对能力、思想意识、自我调节等方面存在"薄弱环节"也有一定的关系。女性长期不孕,特别是经多方治疗没有效果,常常导致人际关系敏感、焦虑、抑郁、偏执,随着婚龄延长、年龄增大,心理上的压力更加沉重,有的甚至存在"后继无人"的失落感,精神压力进一步加重,而越来越缺乏治愈的信心。

寻求医生的帮助

对于心理障碍症状明显者,应及时到正规医院找专业大夫咨询,明确不孕症的原因,分清是相对不孕还是绝对不孕,在明确疾病的基础上采取相应的治疗措施,尽早解除不孕的痛苦。必须强调的是,患者一定要提高思想认识,了解医学知识,增强自我控制疾病的能力和对不孕的适应能力,不必为一时不孕而一筹莫展,不可因患某种疾病懊恼不已。消极的心理只能增加疾病的程度,而积极的心理才有益于治愈疾病。

丈夫的理解最重要

在治疗的过程中,不可忽视家人,特别是丈夫的作用。对于不孕症患者,要尊重她们、关心她们、体贴她们,平时不宜议论有关不孕不育类的话题,家人更不宜有意无意地埋怨、斥责、挖苦,而应开导、鼓励、帮助她们,这样不仅仅有利于患者康复,而且也有利于家庭和睦。

同时,患者自身也应当提高"免疫力",在心理上保持健康,减少疑虑、烦恼、自责、自卑,不怨天尤人、不讳疾忌医、不钻牛角尖。

共同面对,这些问题要沟通好

如果决定了要治疗不孕不育,最重要的是夫妻双方互相鼓励一起努力。如果其中任何一方不配合的话,就很难及时查明原因进行适当的治疗。

不孕不育的治疗需要时间以及金钱的投入。夫妻双方应该首先根据自己的情况做出大致的决定,例如是否接受相关的手术治疗?是否接受人工授精?是否接受体外受精?能承受多少治疗费用,能否接受治疗失败的情况等等。

夫妻一旦决定治疗就要尽早和医生进行沟通,因为不孕不育的治疗越早,成功率越高,否则随着年龄的增长,成功率会降低。

九个方面
着手备孕

备孕看似一个很大的话题，大到无从下手，但其实归结起来无外乎以下几方面的注意即可。

补充叶酸

避免
熬夜

注意
营养

合理用药
避免使用可能影响胎儿正常发育的药物。

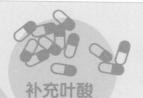

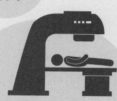

避免接触
有毒有害物质和环境
例如放射线、高温、铅、汞、苯、砷、农药等。

保持心理健康

戒烟
戒酒

完善孕前检查

适当
运动

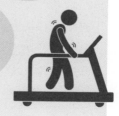

"孕"气从**控制体重开始**

如何掌控自己的好"孕"气,关键在于如何调整孕前与孕期的生活方式和饮食结构。

怀孕期间的营养非常重要,无论对母亲还是孩子的健康都影响巨大。女性朋友可以通过调整生活方式和饮食结构来掌控自己的好"孕"气。

备孕拒绝"身宽体胖"和"弱不禁风"

孕前的体重是不是很重要? 答案是: 非常重要!

准备怀孕时,你的体重应该控制在合适的范围内。明显瘦弱的女孩子不容易怀孕,而过胖的女孩也可能很难怀孕,而且怀上了宝宝也很容易碰上流产、高血压、先兆子痫和妊娠期糖尿病等诸多麻烦。

理想的备孕状态是: 您在怀孕前应该计算出自己的体重指数(简称 BMI),在合适的体重条件下去怀孕,如果体重指数过高或者过低,应该通过运动、饮食将其调整到合适的范围内。

体重指数的计算方法是用自己体重(千克)除以身高(米)的平方。正常的 BMI 指数为 18.5~23.9。理想的备孕体重指数为 20.0~23.0 之间。

体重指数过高或者体重指数过低,都提示孕妇可能会遇到怀孕或怀孕过程中的风险。

具体到每一个人,体重对妊娠和胎儿的影响各不一样,这就是个体差异。例如,有时候可以看到有的女孩比较胖,但是怀孕没有受到影响,这是因为她的身体对体重或者说对脂肪的增加不敏感,但是在少数带有某些遗传特质的女性人群中,可能轻微的体重增加都会影响生殖功能。

孕期增重都胖在哪儿了

孕期体重增加主要来自两个方面:一个是胎儿的体重,此外还包括羊水和胎盘的重量;另外一个是孕妈妈自己体重的增加,包括子宫增大所增加的重量、乳腺为了哺乳准备而增加的重量、血液容量和脂肪存积量增加而增加的重量。

一般而言,孕期体重增加 12.5 千克左右比较合适。所以,我们首先要管理自己的体重!

下面这些指标告诉您增加的重量分配			
胎儿	3000~3500克	血液和液体	1500克
胎盘	500~700克	乳腺	300~500克
羊水	1000克	子宫	800~1000克
脂肪	1500~2000克		

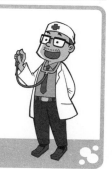

小结

几乎每位妇产科大夫都希望来到面前的孕产妇的体重是合适的,这样才能最大限度地避免妊娠期那些不希望发生的事件,例如流产、早产、高血压、糖尿病、剖宫产等。

备孕营养是必修课

优秀的准妈妈、准爸爸不仅需要关注怀孕后饮食的量和方案，还应该重视怀孕前的营养，也就是孕前对自己的一些关怀。

古语云："赢女宜及时而嫁，弱男宜待壮而婚。"意思是男女在成熟和健壮的时候就要成家，这个理念今天看来仍然很先进、很科学。古时候很传统，男女结婚了才住在一起，因此结婚道喜时往往说"早生贵子"，这句古语暗喻的是：祈求生育，先要让青年男女在身体很好的状态下结婚。在孕前关怀、优生、营养这个领域，我们的祖先是有过人智慧的。

2011年2月，由中华医学会妇产科学会产科学组颁布的《孕前和孕期保健指南》，也将孕前优生管理的范围定在了孕前3个月。

为备孕，改变不科学的饮食习惯

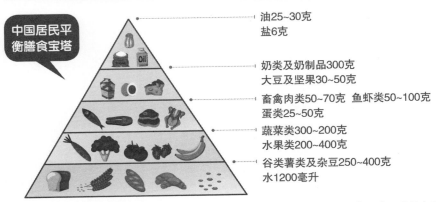

中国居民平衡膳食宝塔

油25~30克
盐6克

奶类及奶制品300克
大豆及坚果30~50克

畜禽肉类50~70克　鱼虾类50~100克
蛋类25~50克

蔬菜类300~200克
水果类200~400克

谷类薯类及杂豆250~400克
水1200毫升

注：饮食是塑造健康体魄的基础，一日三餐要有规律，饮食的内容也要注意。建议遵循中国居民平衡膳食宝塔进行每日的饮食安排，尤其注意新鲜食物和应季的蔬菜水果的摄入。

适当补充叶酸

有的孕妇在怀孕中后期被超声检查发现胎儿有脊柱裂、脑膨出甚至无脑儿,被迫引产终止妊娠。胎儿这些先天缺陷的发生,在医学上统称为神经管畸形。如果我们有意识地进行孕前自我关怀,进行针对性的营养补充,例如孕前每天吃 1 片复合维生素,其中含有 0.4 毫克叶酸(专为孕妇设计的),就可以把发生神经管畸形的可能性下降 50% 左右。我们还可能获得其他的一些好处,比如减少胎儿心肺缺陷、泌尿系缺陷、肢体缺陷及胃肠道异常的可能。

有的孕妇需要特别加强叶酸的补充。例如,某个孕妇曾经分娩过神经管畸形的孩子,有的孕妇自己或者丈夫一方曾经发生神经管缺陷,或者是任何一方的父母中有一个发生过神经管缺陷,或者是任何一方的兄弟姐妹中有一个发生过神经管缺陷,或者是兄弟姐妹有任何一人的下一代发生了神经管缺陷,那么,这位准备怀孕的女性都应该将自己视为发生神经管畸形胎儿的高风险女性,应该在生殖医生或产科医生的指导下,在孕前就有针对性地加大叶酸摄入量,将发生神经管畸形的风险降至最低。

忌盲目进补

为什么说加强针对性的预防治疗要遵循医生的指导呢? 因为各种微量元素、各种维生素缺乏固然不行,多了也不恰当。还是以补充叶酸为例子,如果一个女性怀孕有发生胎儿神经管缺陷的可能(即前面所指的高风险人群),那么,她的确应该摄入更多的叶酸,但不等于其他的微量元素或者其他维生素也要多量地摄入,过多维生素的摄入也会使胎儿发生其他先天性缺陷的风险增加。因此,孕前、妊娠期间,无论叶酸还是多种维生素,剂量、品种都应该在生殖、产科或营养医师的指导下使用。

与妊娠紧密相关的营养素

蛋白质——构建身体的基础

蛋白质是皮肤、血管肌肉的主要构成成分，对生成健康的卵子也有很大的作用。（例如鱼、猪肉、鸡蛋）

铁——被月经消耗掉的血液的原料

铁是血液中血红蛋白的原料。女性因为月经都要消耗铁，所以比男性更需要铁。（例如花蛤、动物肝脏）

维生素E——抗衰老的维生素

维生素E有抗氧化作用，可以防止身体衰老，对卵子的抗衰老也有一定作用，还有利于血液循环和激素平衡。（例如南瓜）

锌——有利于男性精子的形成

锌是关乎雄激素合成的矿物质。如果摄入不足，会导致精子的数量减少、精子的活性降低。（例如扇贝、牡蛎）

叶酸——降低胎儿先天性疾病的发病率

叶酸是B族维生素之一，是卫生部门向准备怀孕的人推荐的营养素。叶酸帮助合成承载遗传信息的核酸，可以降低胎儿先天性疾病的发病。（例如动物肝脏、油菜花）

维生素A——改善子宫环境

维生素A可以维护眼睛、皮肤和黏膜的健康，改善子宫环境。（例如菠菜）

钙——构建骨骼和牙齿

钙不仅可以构建骨骼，还有安神的作用。可以舒缓压力，使女性更容易受孕。（例如牛奶、奶酪、虾皮）

性爱与受孕之间的秘诀

有机构对正常育龄女性受孕情况的调查显示:婚后不避孕或停止避孕后 1 个月内的受孕率为 53%,3 个月为 77%,6 个月为 88%,1 年内为 92%。

新生命从无到有的形成过程表明,精卵细胞的结合是孕育的起点,夫妻性爱是孕育的前提。事实证明,夫妻性爱的每个环节,如时机、姿势、频率等,都与受孕息息相关。备孕夫妻应尽量多地了解这些知识,并正确地践行之。

记住几个数字

第一个数字:12~24 小时,是卵子的存活时间

卵子受精能力最强的时间在排卵后 24 小时内。也就是说,卵子进入输卵管内后,若在 24 小时内与精子相遇,即可以结合受精;若未能遇到精子,就会失去受精能力而消亡。所以,只有在排卵前后的 1~2 天内夫妻同房,才有受孕的可能。

第二个数字:2~3 天,是精子在女性体内的存活时间

男性的精子如果置于自然环境中,只能存活短短几分钟,但在女性体内却能存活长达 2~3 天,从而为精卵相遇提供了更多的机会。

第三个数字:6~7 天,是孕卵完成"着床"所需要的时间

一般说来,精卵在输卵管相遇并结合约需 24 小时,形成孕卵后开始向子宫内移动,历时 6~7 天,孕卵最终"种植"于子宫内膜上完成着床,然后进入孕育过程。

弄清这几个数字，选择最有利于受孕的时机同房，可达到事半功倍的效果。

最易受孕的性爱时机

夫妻何时同房最容易受孕呢？就一年四季而言，春、秋两季的受孕概率最高，优势在于气温大多维持在 10~22℃水平，这个气温有助于刺激排卵或产生大量精子。

一个月之中，以妻子的排卵期最易受孕。为此，应该学会如何测算排卵期。

据生理周期推算

算法简单但较粗略，依据是排卵日与下次月经开始之间的间隔时间比较固定，一般在 14 天左右。具体算法是：从下次月经来潮的第 1 天算起，倒数 14 天或减去 14 天就是排卵日，排卵日及其前 5 天和后 4 天加在一起称为排卵期。

从阴道黏液变化判断

女性月经周期分为干燥期—湿润期—干燥期。在月经中间的湿润期，白带较多而且异常稀薄，一般持续 3~5 天。当观察分泌物像鸡蛋清样、清澈、透明、高弹性，拉丝度长时，便是排卵日。

测量基础体温

基础体温是指在早上醒来，尚未开始活动时测量的体温。健康育龄女性的基础体温与生理周期一样呈周期性变化，如月经开始时，卵泡激素分泌增加，体温会逐渐下降，到排卵时体温下降到最低点，排卵结束后又开始急速上升(前后温差可达 0.3~0.5℃)。利用这个体温起伏、月经与排卵的规律，连续测量 2~3 个月的体温，填在体温表上，形成基础体温曲线，就可以推测自己的排卵日。由于排卵一般发生在体温上升前或由低向高上升的过程中，所以基础体温升高的 3 天内为易孕期。

测排卵试纸和 B 超

详细介绍见本书"检查篇"。

建议从中选择 2~3 种方法,综合分析观察,以获得较为准确的排卵日。

一天之内的受孕最佳时段则是傍晚时分。

医学研究显示:75% 的男性在 17~19 时精液特别集中,能快速运动的精子比例较大;与此对应的影响排卵的女性激素,也在 15~19 时分泌最旺盛,属于排卵高峰期。所以,傍晚时分同房或较易受孕,这也被西方学者誉为"幸福时刻"。

最易受孕的性爱姿势

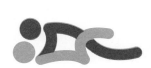 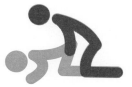 

正常位　　　后背位（胸膝位）　　　后背位（俯卧位）

受孕的过程是:精子先经过宫颈进入宫腔,再到达输卵管,与卵子结合。故要想受孕成功,最重要的是使宫颈口浸泡在精液池中,给精子进入宫腔创造条件。为此,传统性爱姿势,即男上女下,女性平躺仰卧最值得推荐。

有人认为趴着同房(即后进位),对子宫后位的女性更佳,更有利于宫颈浸泡在精液池中。但也有的专家认为,正常女性 60% 的子宫属于前倾位,仅 40% 属后倾位,若无疾病因素,无论前倾还是后倾都能自然怀孕,无须通过改变体位来增加怀孕的机会。至于存在某些疾病如盆腔粘连、子宫内膜异位症之类的子宫后倾位,并非通过趴着同房就能增加怀孕机会。当然,为了增加夫妻之间的情趣不妨采用后进位,但已是与受孕无关的另一回事了。

坊间传言的"倒立助孕"之说也缺乏科学依据。传言者认为倒立的姿势可以利用地心引力，创造出让精子最不费力就能顺利游进子宫的有利条件。但事实是，精子到达输卵管与卵子结合虽只需要短短的1~2分钟，却要经过重重关卡，任何一个环节出了问题，都可能让受孕失败，远非增加一个小小的地心引力就能成功。

记住一个技巧：为了增加受孕机会，做好性爱的收尾工作很重要。如妻子把双腿朝空中举起，或者在臀下方塞一个枕头，使上身处于一个臀高头低的位置；或者采取侧卧姿势，膝盖尽量向腹部弯曲，让精液在阴道多待一段时间，将更有助于受孕。

最易受孕的性爱频率

夫妻同房的频率也影响受孕，过疏固不可取，过频其实也不太妥。一般认为，女性首次受孕约需半年时间、平均每周做爱 4 次左右；在排卵期前后可适当增加次数，如每 1~2 天同房 1 次。

过频的夫妻生活，一是可导致精液量减少和精子密度降低，使精子活动率和生存率显著下降，精子尚没有完全发育成熟，与卵子相会的"后劲"会大大减弱，受孕的机会亦将降低；二是妻子频繁地接触丈夫的精液，容易激发体内产生抗精子抗体，使精子黏附堆积或行动受阻，导致不能和卵子结合而引起不孕，医学称为免疫性不孕。所以，性生活过频还没有怀孕的夫妻，最好暂停性爱一段时间，或使用避孕套3 ~ 6 个月，以提升受孕的成功概率。

另外，有生殖专家研究发现，丈夫精子的浓度、健康概率以及活跃程度，一般都在节欲 1 天之后最高，随后则慢慢下降。这一发现无异于为精子数量较少的丈夫支了一招，那就是节欲 1 天，再与妻子同房，可提升受孕概率。但节欲时间也不要太长，如果超过 10 天，就没什么效果了。

备孕的**检查项目**

必查项目

序号	项目名称	主要作用
1	血常规	主要看有没有贫血，有没有感染和炎症
2	尿常规	主要看有没有泌尿系感染，因为孕期肾脏负荷很大，所以看有没有肾脏方面疾病，另外看有没有尿蛋白，预防妊娠期子痫
3	血型（ABO 和 RH）	明确孕妇血型，为孕期出血时治疗做准备；RH阴性孕妇如果产生抗体，会导致胎儿溶血
4	肝功能	孕期肝脏负荷很大，容易发生急性肝炎，所以需要检查肝功能
5	肾功能	孕期肾脏负荷很大，容易发生肾衰竭，所以有必要查肾功能
6	空腹血糖	孕期容易发生妊娠糖尿病，所以要先确定孕前是否有糖代谢异常
7	HBsAg	乙型肝炎病毒可能影响孕妇肝脏功能和影响胎儿发育，而且有可能垂直传染给胎儿
8	梅毒螺旋体	梅毒螺旋体可导致胎儿畸形、流产、死胎和新生儿先天性梅毒
9	HIV 筛查	艾滋病病毒可以垂直传染给胎儿
10	宫颈细胞学检查	宫颈有炎症、癌症等病变会影响妊娠和分娩过程

备查项目

序号	项目名称	备　注
1	弓形虫、风疹病毒、巨细胞病毒和单纯疱疹病毒（TORCH）筛查	—
2	宫颈阴道分泌物检查	—
3	甲状腺功能检测	—
4	地中海贫血筛查	广东、广西、海南、湖南、湖北、四川、重庆等地
5	75 克口服葡萄糖耐量试验	OGTT，针对高危孕妇
6	血脂检查	—
7	妇科超声检查	—
8	心电图检查	—
9	胸部 X 线检查	—

备孕勿忘到口腔科看看

备孕工作开始,全面的孕前检查少不了,专业的口腔检查也别忘了!

为何要提前看看口腔科

《中国居民口腔健康指南》指出,现在有充分的证据表明,孕妇患有牙周病可能会导致婴儿早产或出生时低体重。孕妇钙摄入不足会影响胎儿牙齿发育。孕妇的口腔健康水平,全身健康和营养状况,对胎儿、婴儿的口腔健康与全身健康都会产生影响。

一旦妇女已经怀孕,如果在怀孕早期和晚期接受复杂口腔治疗,会因为紧张和疼痛等因素,增加胎儿流产或早产的风险。

因此,女性在计划怀孕时就应主动接受口腔健康检查,及时发现并处理口腔内的疾病或隐患,避免在怀孕期间可能因为发生口腔急症,而带来的治疗不便和风险。

- ●备孕前做一次洁牙
- ●如有牙周炎等,及时诊治
- ●蛀牙要提前处理
- ●查明智齿情况
- ●残根、残冠的处理

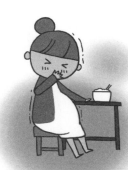

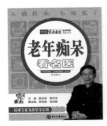

《老年痴呆看名医》

主编简介:

姚志彬,中山大学中山医学院教授,博士生导师,广东省医学会会长。 **陆正齐,**中山大学附属第三医院神经内科教授,博士生导师。

内容简介:

阿尔茨海默症是老年人痴呆的重要原因,它不是正常的老化,而是一种疾病！它不仅夺走患者的记忆,也可能让他们丧失思考、行为能力,为家庭带来困境。本书将告诉你如何尽早发现老年痴呆的苗头,并积极处理;告诉你如何科学爱护大脑,让它更年轻。同时也为有痴呆患者的家庭,提供具体可行的日常照护指引。

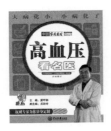

《高血压看名医》

主编简介:

董吁钢,中山大学附属第一医院心血管医学部主任,教授,博士研究生导师,广东省医学会心血管病分会高血压学组组长。

内容简介:

我国的血压控制率只有 6.1%,高血压病人中约 75% 的人吃了降压药,血压还是没有达标。吃药为啥不管用？血压高点有啥可怕？为何要严格控制血压？顽固的高血压如何轻松降下来？防治高血压的并发症有何妙招？ ……以上种种疑问,在这本书里,都能找到你看得懂的答案。

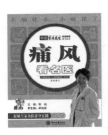

《痛风看名医》

主编简介:

张晓,广东省人民医院风湿科行政主任,中国医师协会风湿免疫科医师分会副会长,广东省医师协会风湿免疫分会主任委员,广东省医学会风湿免疫分会副主任委员。

内容简介:

得了痛风,便再也摆脱不了随时发作的剧痛？再也离不开药罐子的生活？再也无缘天下美味,只能索然无味地过日子？ ……专家将带给你关于痛风这个古老疾病的全新认识:尿酸是可以降的,痛是不需要忍的,而美食同样是不可辜负的。本书以图文并茂的方式,给痛风及高尿酸血症患者一份医疗、饮食、运动、行为的全方位生活管理指导。

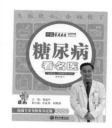

《糖尿病看名医》

主编简介:

　　翁建平,中山大学附属第三医院教授,博士研究生导师,内分泌科首席专家,中华医学会糖尿病学分会第七届委员会主任委员。

内容简介:

　　怎样知道自己是否属于糖尿病高危险人群? 患了糖尿病如何通过饮食方式的调整、行为方式的改变以及药物治疗来稳定血糖? 如何有效地与医生沟通? ……本书以通俗易懂的语言、图文并茂的方式,全面介绍糖尿病的病因、相关检查、治疗手段及高效就医途径,给糖尿病患者一份医疗、饮食、运动、行为的全方位生活管理指导。

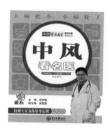

《中风看名医》

主编简介:

　　胡学强,中山大学附属第三医院神经病学科前主任,教授,博士研究生导师,广东省中西医结合学会脑心同治专业委员会主任委员。

内容简介:

　　中风又称脑卒中。中风先兆如何识别? 中风或疑似中风,要做哪些相关检查和治疗? 中风救治一刻千金,其诊治的标准流程是怎样的? 如何调整生活方式,防患于未然? ……本书以通俗易懂的语言,全面介绍了中风的病因、相关检查、治疗手段及高效就医途径,不失为中风患者的一份权威指南。

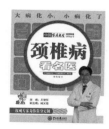

《颈椎病看名医》

主编简介:

　　王楚怀,中山大学附属第一医院康复科教授,博士研究生导师,中国康复医学会颈椎病专业委员会副主任委员。

内容简介:

　　颈椎病是日常生活中的常见病、多发病。其类型多样,表现百变。颈椎长骨刺＝颈椎病? 得了颈椎病,最终都会瘫? 反复落枕是何因? 颈椎病为何易复发? 颈椎病,如何选枕头? "米"字操,真的有用吗? ……本书以通俗易懂的语言、图文并茂的形式,深入浅出地介绍了颈椎病的来龙去脉,让读者在轻松阅读之余,学会颈椎病的防治之法。

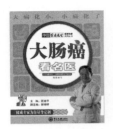

《大肠癌看名医》

主编简介:

汪建平,中山大学附属第六医院结直肠外科主任,中华医学会理事,广东省医学会副会长,广东省医师协会副会长。

内容简介:

大肠是健康的"晴雨表",很容易随身体状况的变化而发生问题。而人们最易忽视细微的身体变化,如最常见的便秘和腹泻,这其中可能隐藏着重大疾病,比如逐年高发的大肠癌。本书最重要的目的,是要带给读者一个忠告:是时候关心一下你的肠道了。关注自己的肠道,会带来无比珍贵的健康。

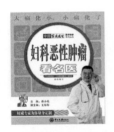

《妇科恶性肿瘤看名医》

主编简介:

李小毛,中山大学附属第三医院妇产科主任兼妇科主任,教授,博士研究生导师,妇产科学术带头人。

内容简介:

为什么会患上妇科恶性肿瘤?早期如何发现?做哪些检查能尽快、准确知晓病情?选哪种治疗方案?出院后,身体的不适如何改善?……本书以通俗的语言、图文结合的方式,介绍宫颈癌、子宫内膜癌、卵巢癌的病因、相关检查、治疗、高效就医途径等,是患者(家属)贴心、权威的诊疗指南。

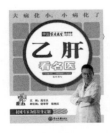

《乙肝看名医》

主编简介:

高志良,中山大学附属第三医院肝病医院副院长,感染性疾病科主任,教授,博士研究生导师,广东省医学会感染病学分会主任委员。

内容简介:

本书由著名肝病专家高志良教授主编,聚焦乙肝话题,进行深度剖析:和乙肝病毒感染者进餐会传染乙肝吗?肝功能正常需不需要治疗?乙肝患者终生不能停药吗?乙肝妈妈如何生下健康宝宝?患者与医生之间如何高效沟通?……想知道答案吗?请看本书!

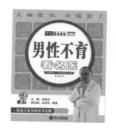

《男性不育看名医》

主编简介：

邓春华，中山大学附属第一医院泌尿外科教授，博士研究生导师，中华医学会男科学分会候任主任委员。

内容简介：

二胎政策全面放开，孕育话题再次被引爆。然而，大量不育男性却深陷痛苦之中。不育男性如何通过生活方式的调整走出困境？医生如何借助"药丸子"、"捉精子"、"动刀子"等手段，让患者"绝处逢生"？患者与男科医生之间如何高效沟通？……本书语言通俗易懂，不失为男性不育患者走出困境的一份权威指南。

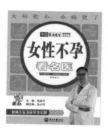

《女性不孕看名医》

主编简介：

张建平，中山大学孙逸仙纪念医院妇产科教授，博士研究生导师，学术带头人，中华妇产科学会妊娠期高血压疾病学组副组长。

内容简介：

不孕不育，是一种特殊的健康缺陷。不孕女性需要做哪些相关检查和治疗？如何通过生活方式的调整走出困境？女性不孕的诊治有怎样的流程？试管婴儿能解决所有的问题吗？……本书以通俗易懂的语言，全面介绍了女性不孕的病因、相关检查、治疗手段及高效就医途径，不失为女性不孕患者走出困境的一份权威指南。

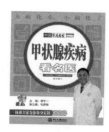

《甲状腺疾病看名医》

主编简介：

蒋宁一，中山大学孙逸仙纪念医院核医学科主任医师，教授，博士研究生导师，中华医学会核医学分会治疗学组组长。

内容简介：

当今生活压力大，节奏紧张，甲状腺疾病的发病率有上升趋势。甲状腺最常生哪些病？生病的甲状腺该如何治？……本书以通俗易懂的语言、生动活泼的图片聚焦甲状腺疾病，向广大读者介绍甲状腺的生理功能及其常见病的防治知识。患者最关心、最常见、最具代表性的疑问都能从本书得到解答。

终于等到你，
小编已恭候多时！

扫二维码

书里装不下的话题，
我们在这里告诉你。